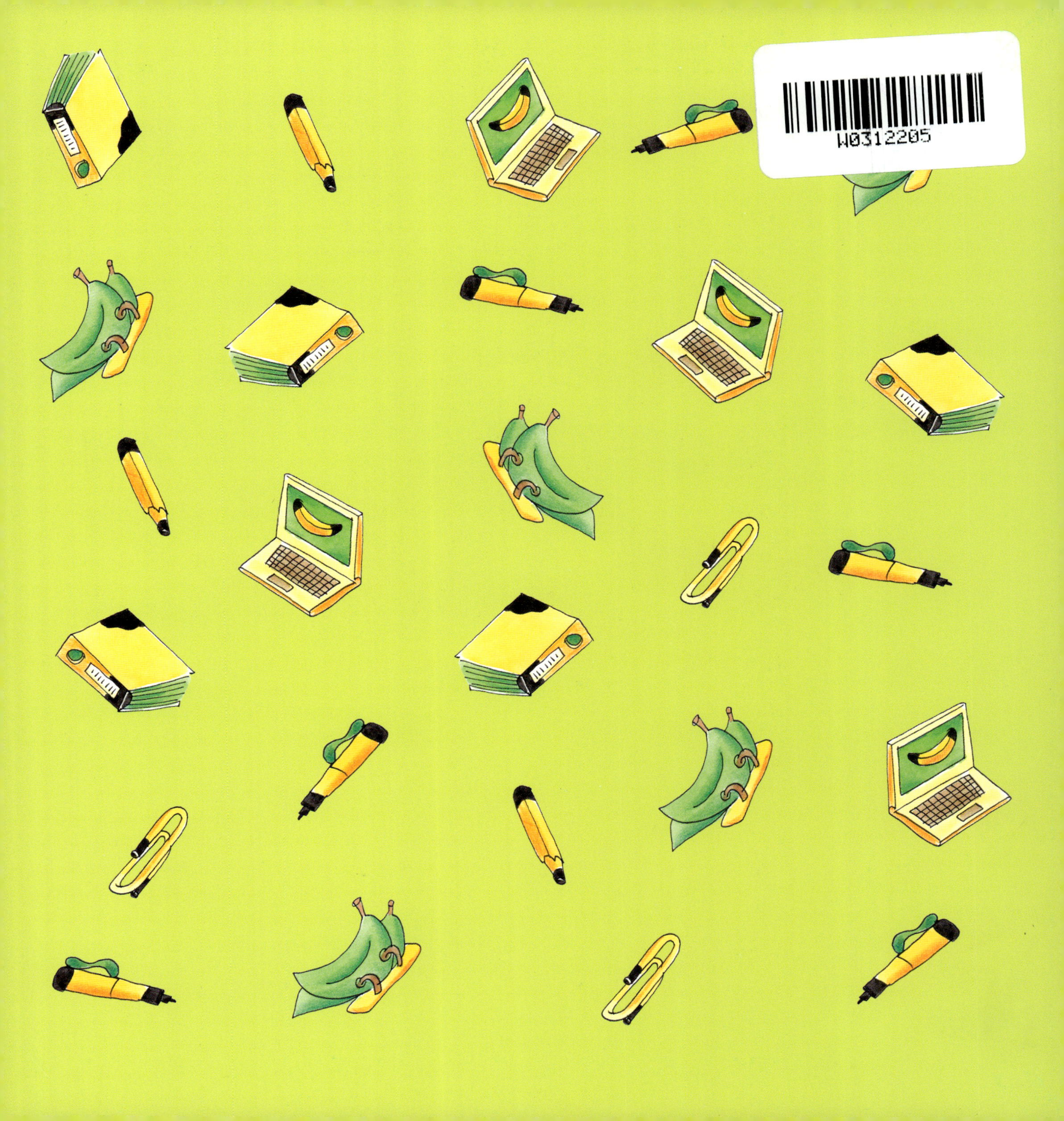

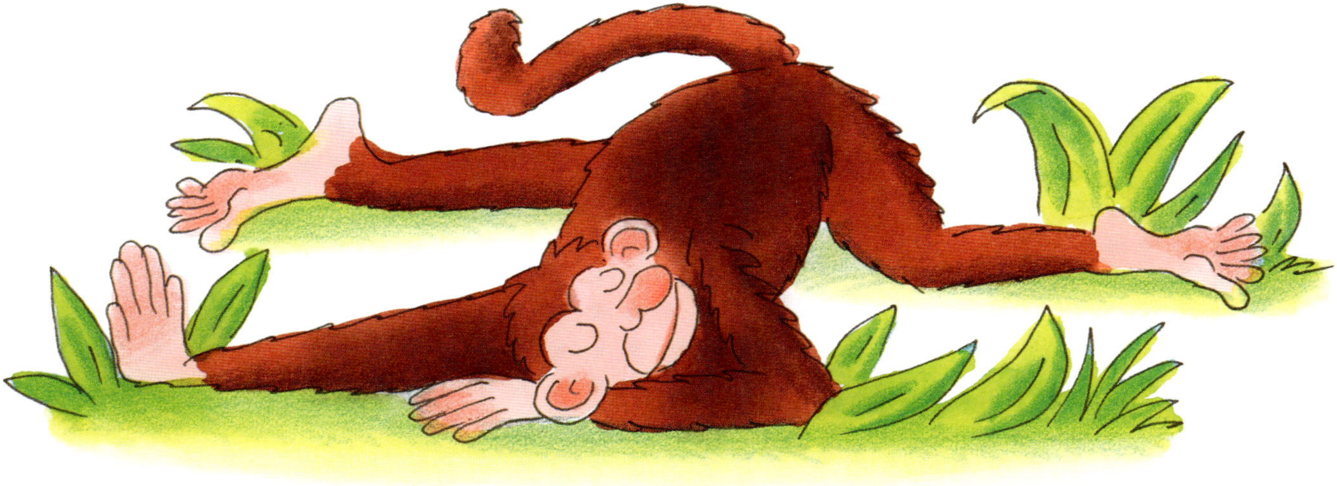

Den toten Punkt annehmen

In der Ruhe liegt die Arbeitskraft

Eines Tages stieg der Urmann herab von seinem Baum und suchte sich eine Höhle.

Dort machte er es sich erst mal gemütlich, entzündete ein wärmendes Feuer, bastelte sich eine Steinaxt, begab sich damit auf Nahrungssuche und hielt sich Urbär und Säbelzahntiger vom Leib. Gab es Gesprächsbedarf mit den Bewohnern der Nachbarhöhlen, deren Kinder immer so laut trommelten, war die Steinaxt ihm bisweilen auch dabei von Nutzen. Nach Feierabend aber bemalte der Urmann die Wände seiner Höhle mit großen, kunstvollen Bildern.

Doch die Augen tränten ihm vom Rauch der Feuerstelle, und der ständige Kampf gegen Eiszeiten, Vulkanausbrüche, wilde Tiere und Nachbarskinder hatte seinen Nerven zugesetzt.

Also zog er in eine freundlichere Umgebung, weit weg von Urwald und Säbelzahntiger. Er errichtete ein Haus, baute Getreide und Feldfrüchte an, zähmte Schweine, Ziegen und Hühner und war sesshaft und zufrieden.

Nach einer Weile aber wurde ihm das geruhsame Leben zu langweilig. Er baute ein zweites Haus, dann ein drittes und viertes. Die Häuser wuchsen schließlich zu Städten, in denen Wohnblocks wucherten und Bürotürme in den Himmel wuchsen.

Und ehe er sich's versah, fand er sich im 13. Stock eines dieser Bürotürme als Angestellter einer Versicherungsgesellschaft wieder. Nun ist der 13. Stock eines Bürohauses noch nicht der 7. Himmel, dennoch zog er das moderne Büroleben seinem ehemaligen Höhlendasein vor. Denn statt der offenen Feuerstelle sorgte jetzt Airconditioning für ein angenehmes Klima, die leidige Nahrungssuche nahm ihm jeden Mittag die firmeneigene Kantine ab und das iPhone trat als Mittel schneller Verständigung an die Stelle der Steinaxt.

Sehr bald aber stellte er fest, dass die Unterschiede zwischen seinem Urzeit- und seinem jetzigen Büroleben so groß gar nicht waren. Die wöchentlichen Meetings seiner Abteilung gehorchten noch immer den Spielregeln urzeitlicher Versammlungen. Die Power-Point-Präsentationen waren seinen Höhlenbildern zwar verblüffend ähnlich, nur weit weniger aussagekräftig. Dank der Klimaanlage herrschte oft Eiszeit in den Büros – und wenn sie ausfiel, das feuchtheiße Klima tropischer Urwälder. Und wenn der Juniorchef gemeinsam mit dem Vertriebsleiter bei seinem morgendlichen Rundgang bedrohlich knurrend durch die Büros streifte, fühlte er sich ungut an Säbelzahntiger und Urbär erinnert. Nicht selten wünschte er sich dann seine Steinaxt zurück.

Da war es vorbei mit seiner Zufriedenheit und der Freude über das moderne Leben im Büro. Er wurde unkonzentriert, war oft schlechter Laune oder deprimiert und litt mehr und mehr unter chronischer Müdigkeit. Bei dem Wort „Burn-out“ hätte er früher bestenfalls an seine gute alte Feuerstelle nach einem nächtlichen Regen gedacht – aber jetzt fühlte er sich selbst wie aus dem Wasser gezogen.

Zum Glück lernte er bei einer After-Work-Party die nette Kollegin aus der Reklamationsabteilung näher kennen. Sie war ihm aufgefallen, weil sie trotz aller Hektik des Büroalltags und selbst im größten Chaos die Ruhe behielt und stets freundlich lächelte.

Auf seine Frage nach dem Geheimnis ihrer Gelassenheit lächelte sie erneut, nippte erst an ihrem Aperol-Spritz und sagte dann ein einziges Wort: „Yoga“.

Und als sie seinen fragenden Blick bemerkte, lud sie ihn zu einem Yogakurs ein. Gemeinsam mit der netten Kollegin lernte er die ersten Yogaübungen kennen: „Die Beförderung erwarten“ zum Beispiel, „Der Gang zum Chef“ oder „Der aufgeklappte Aktenordner“.

Verblüffend schnell stellten sich wieder Ruhe und Zufriedenheit bei ihm ein. Kein aufreibender Büroalltag konnte ihm jetzt noch etwas anhaben, kein trostloses Meeting, kein abgestürzter Rechner und kein knurrender Juniorchef.

Und wenn er jetzt abends nach Hause kommt aus dem 13. Stock seines Bürohauses, wartet schon die nette Kollegin, mit der er inzwischen nicht nur die Yogakurse teilt. Sie sitzt im Wohnzimmer auf ihrem Yogakissen, atmet ruhig und entspannt, lächelt und legt einladend die Hand auf das Kissen neben sich.

Und dann fühlt er sich tatsächlich ein wenig wie im 7. Himmel.

Klaus Puth

Dynamisch die Woche beginnen

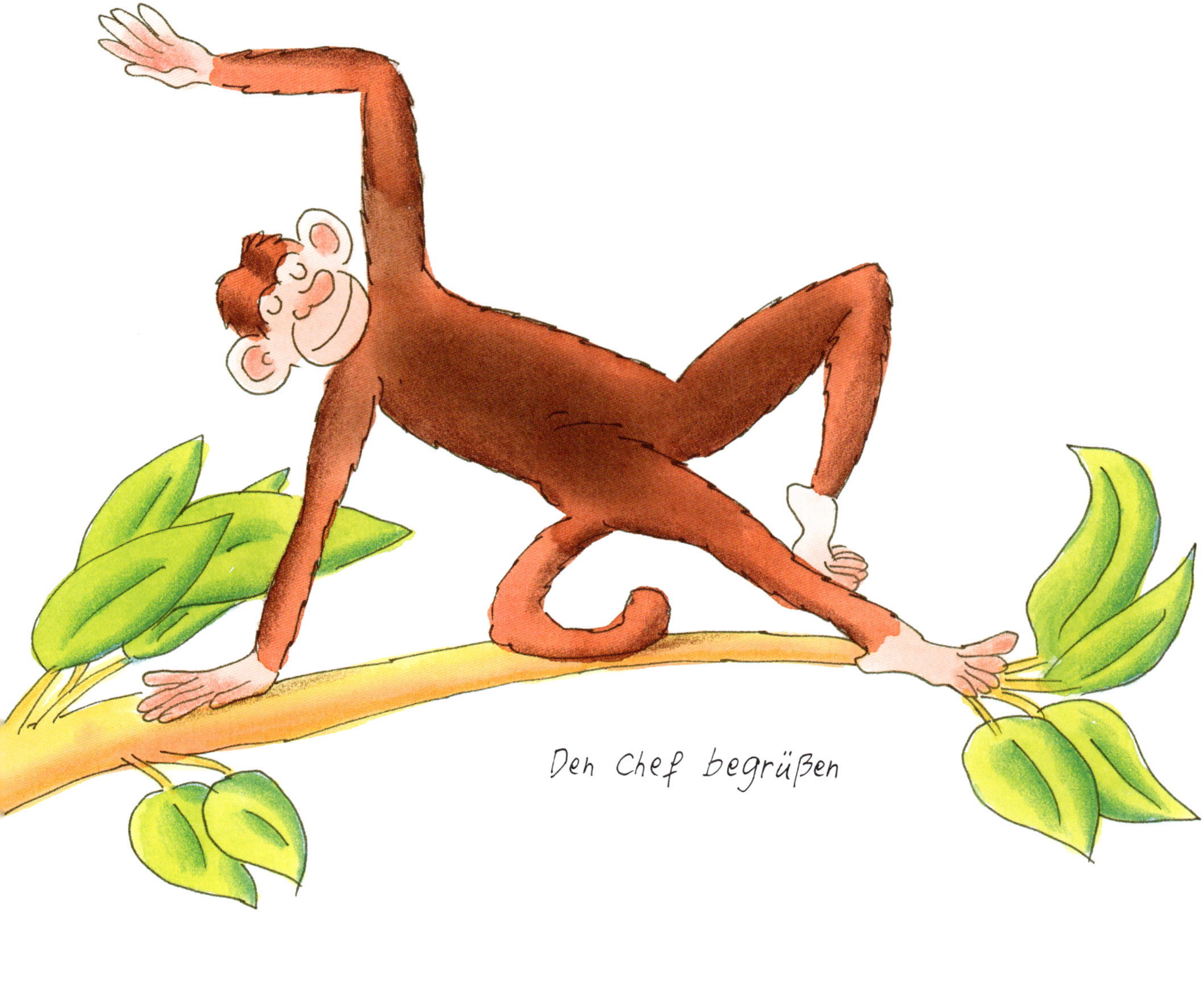

Den Chef begrüßen

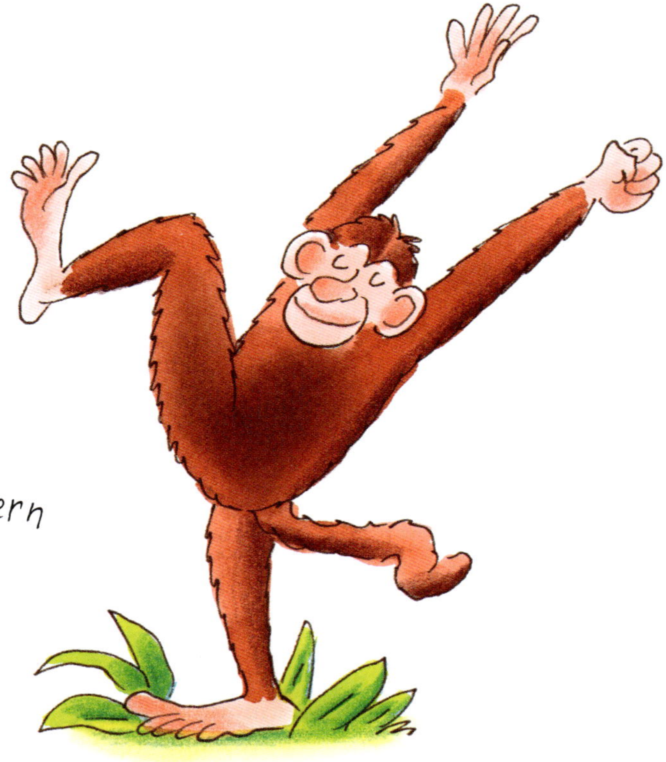

Den freien Parkplatz ergattern

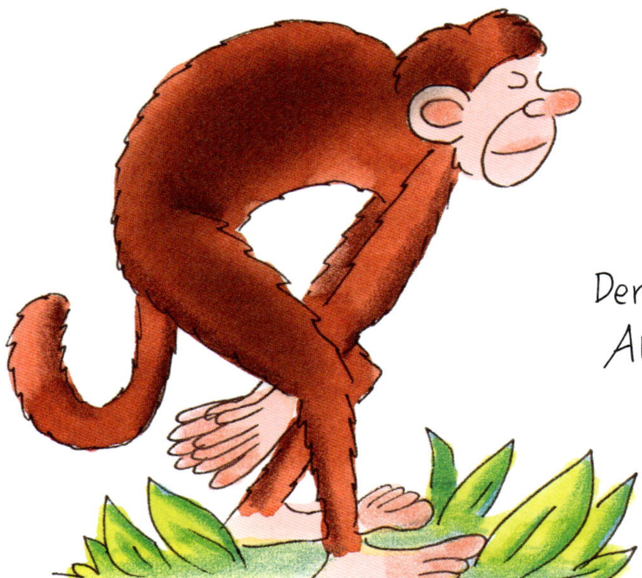

Der Gang an den
Arbeitsplatz

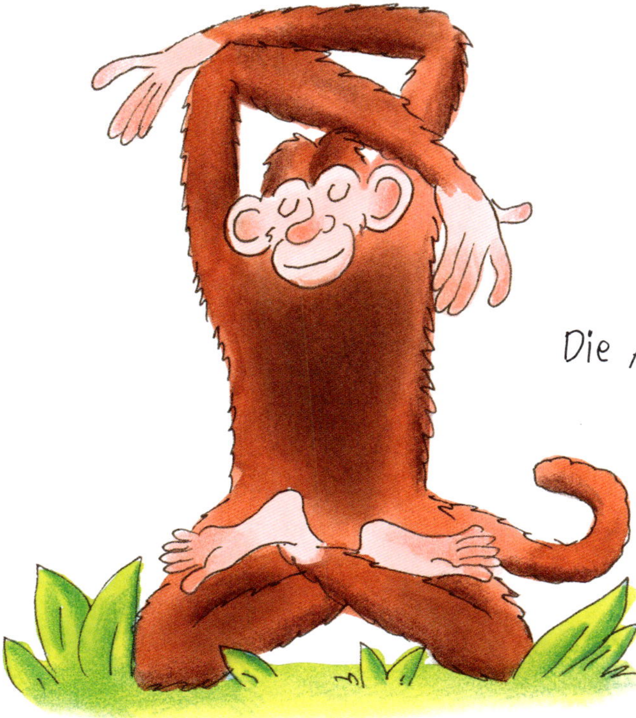

Die Arbeitswoche erwarten

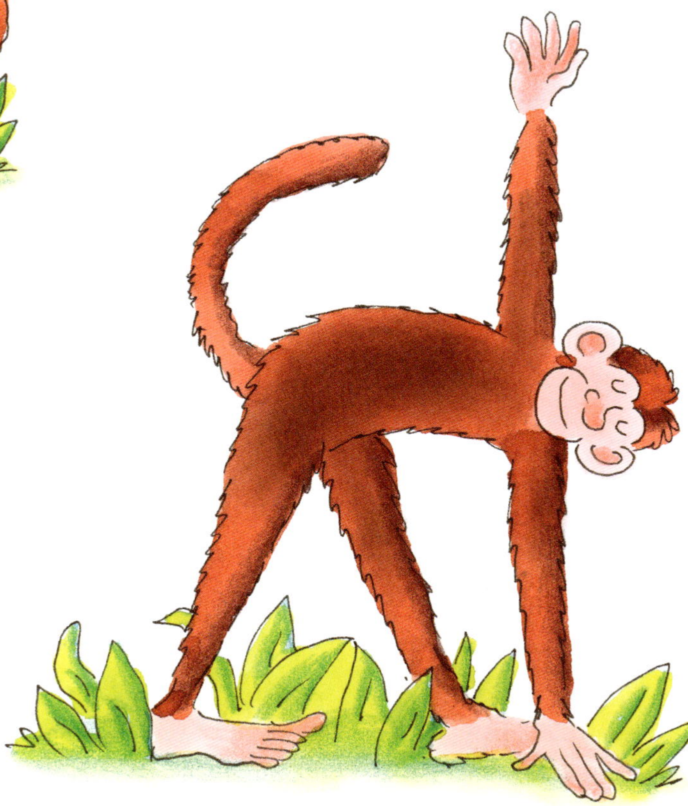

Der lange Terminkalender

Der aufgeklappte Aktenordner

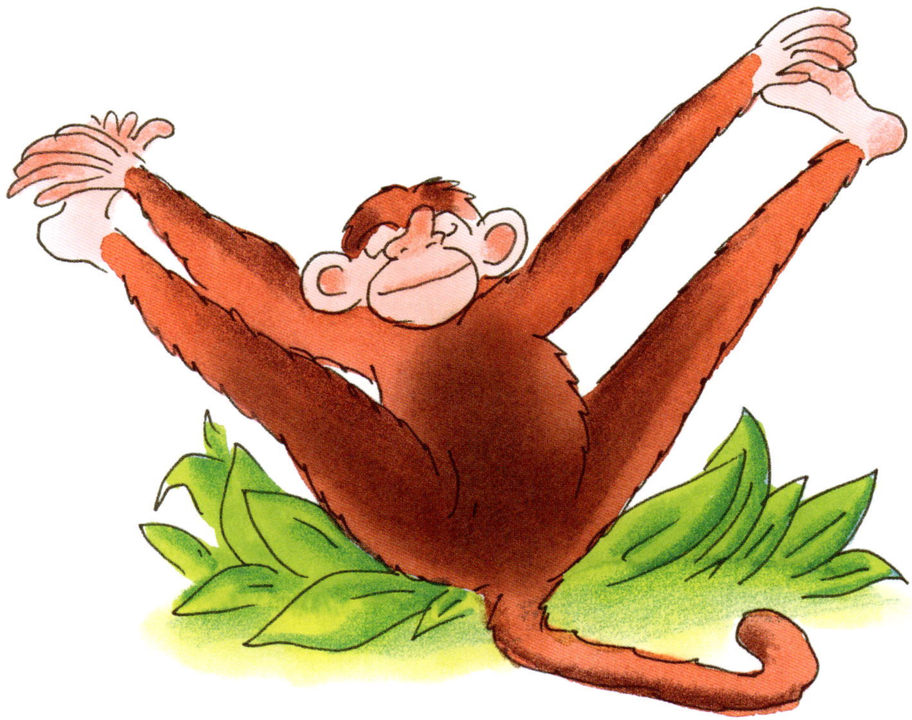

Der Gang durchs Büro

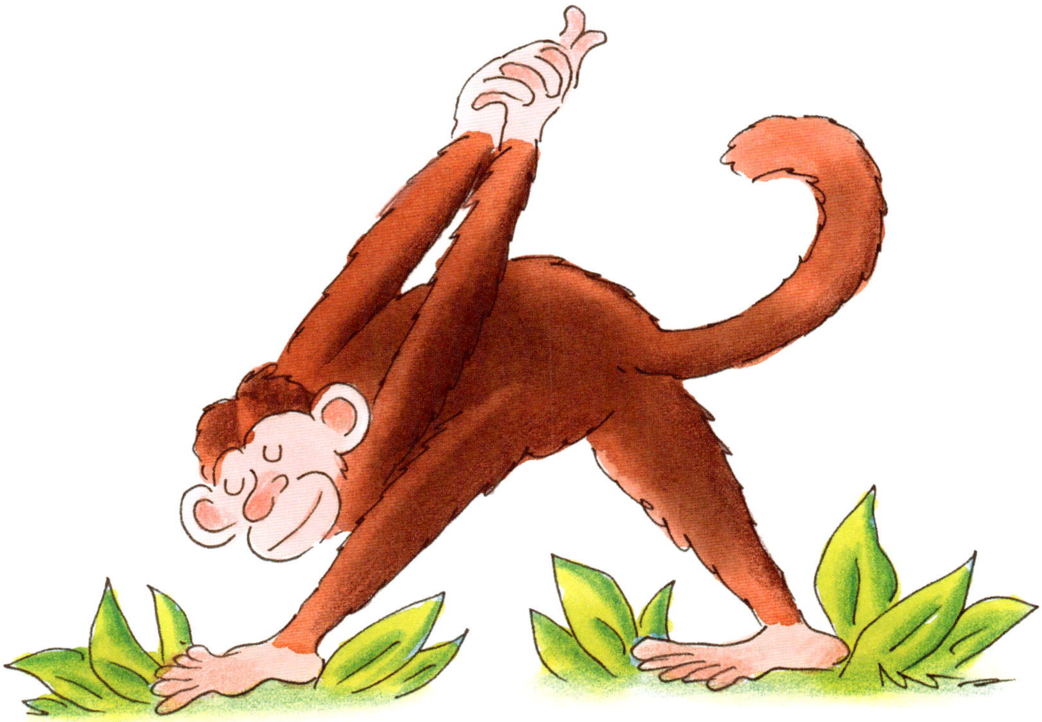

Der sich verneigende Angestellte

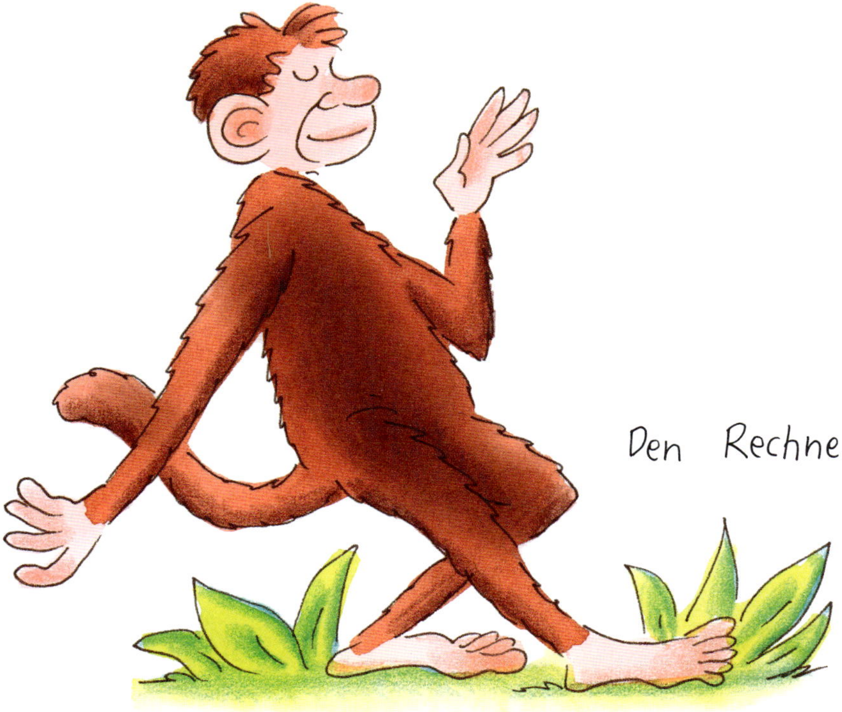

Den Rechner hochfahren

Der abgelegte Vorgang

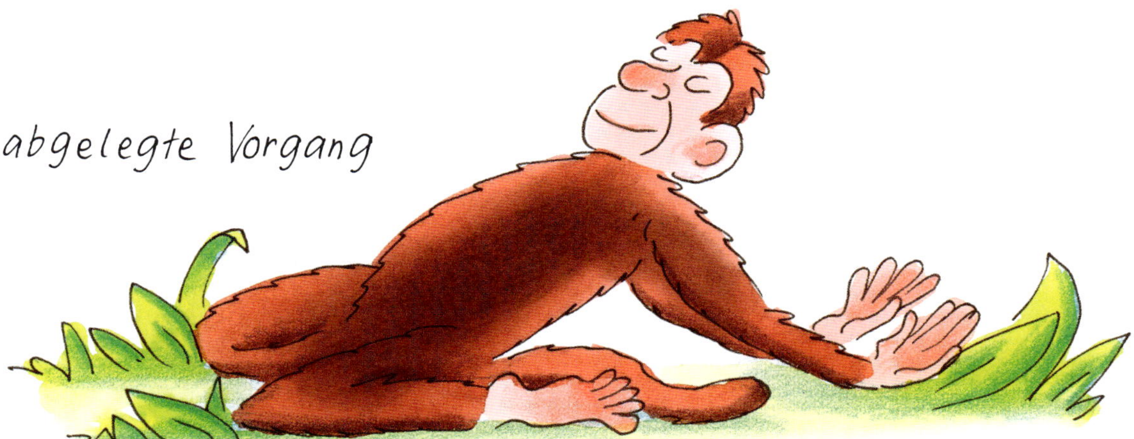

Den Rechner beherrschen

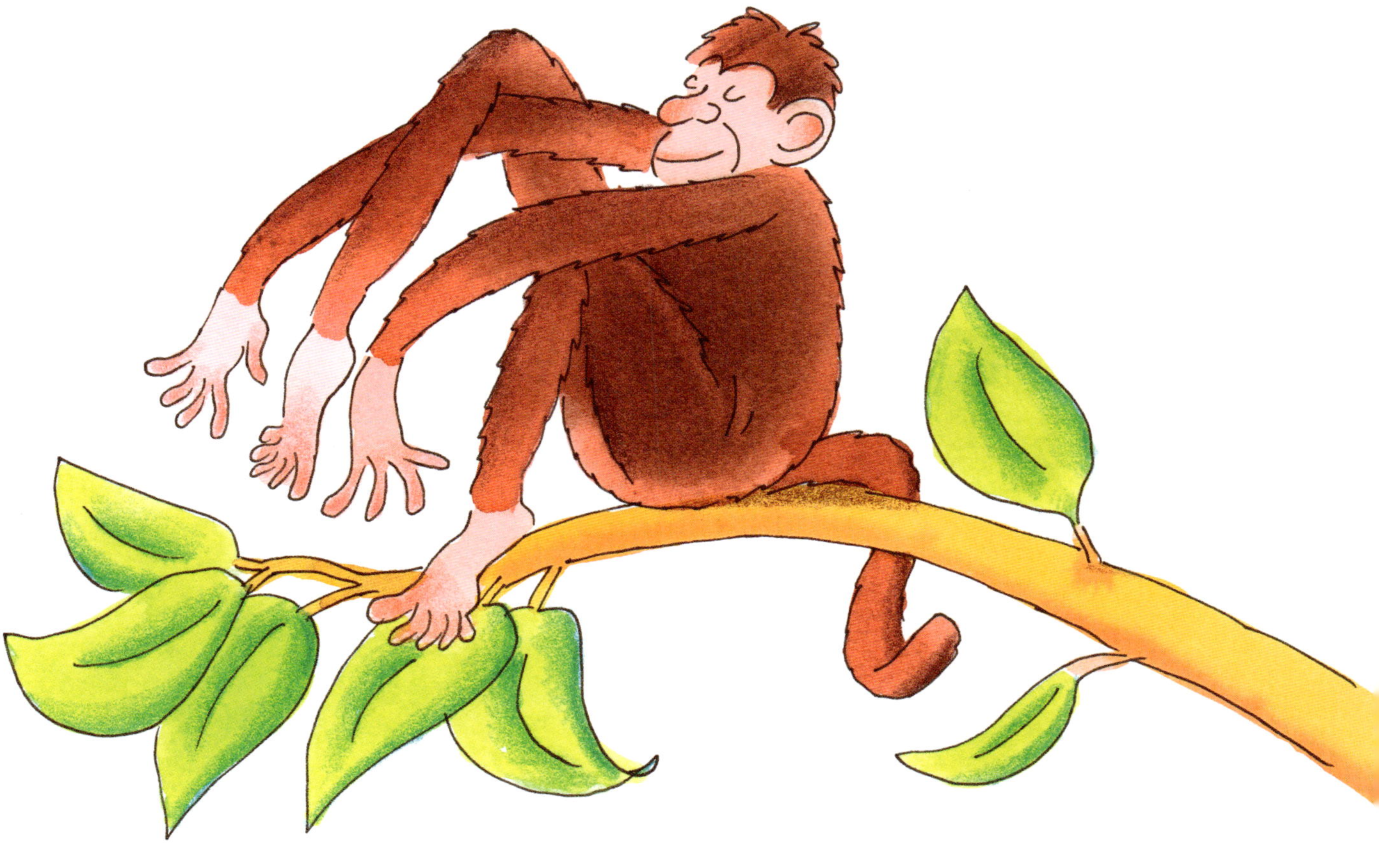

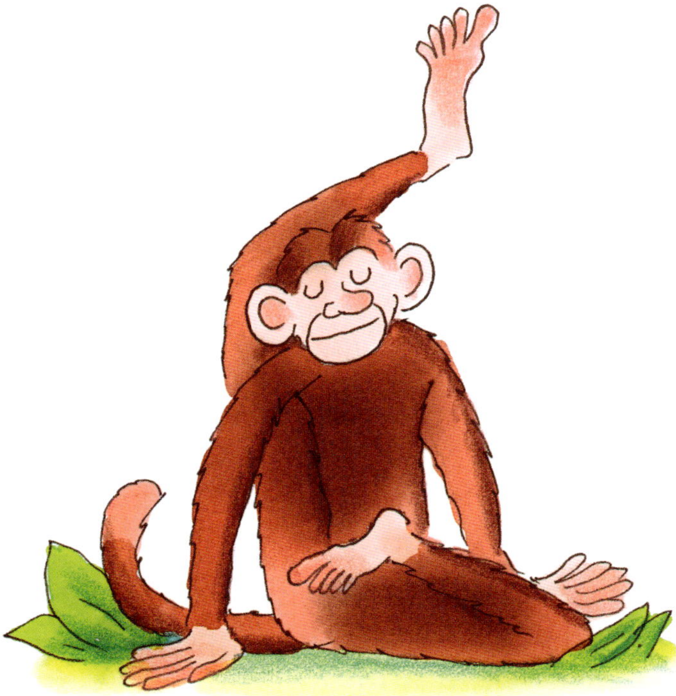

Der verstopfte
Aktenvernichter

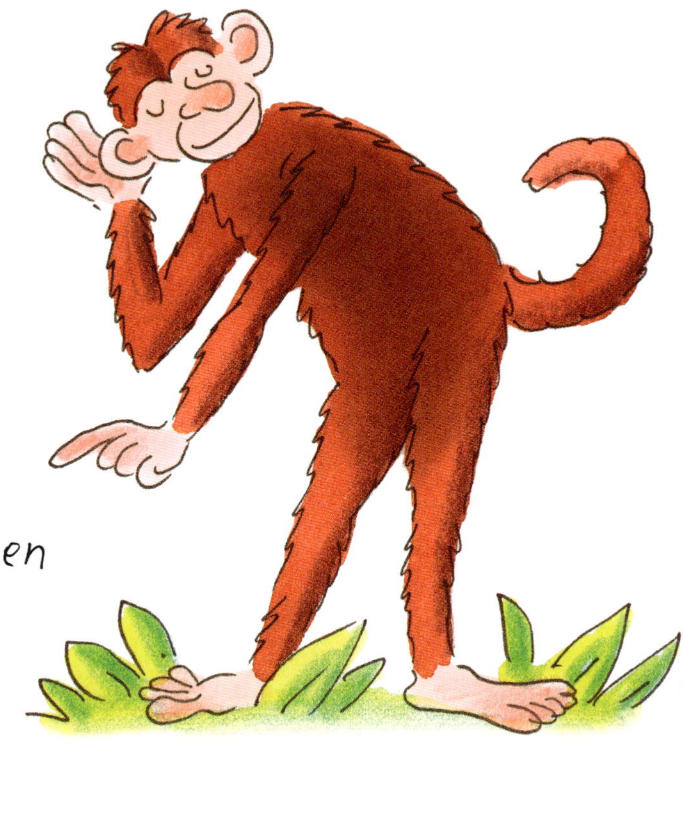

Das kleine Flurschwätzchen

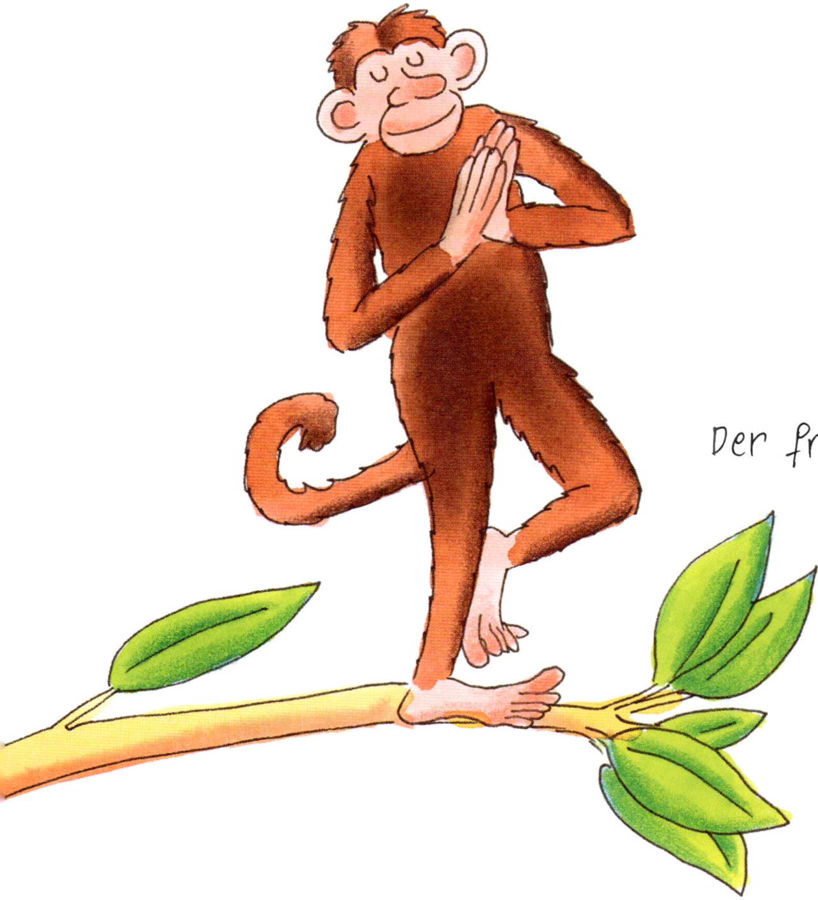

Der freundliche Kollege

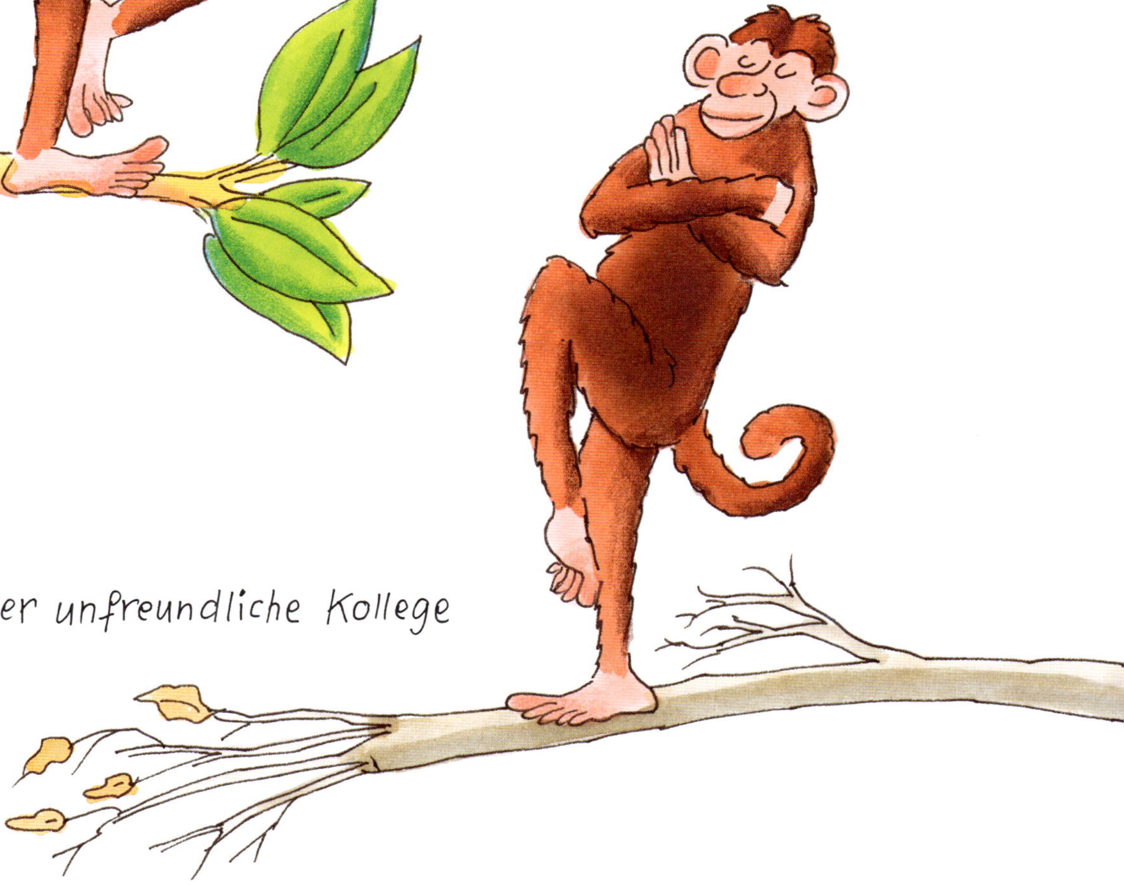

Der unfreundliche Kollege

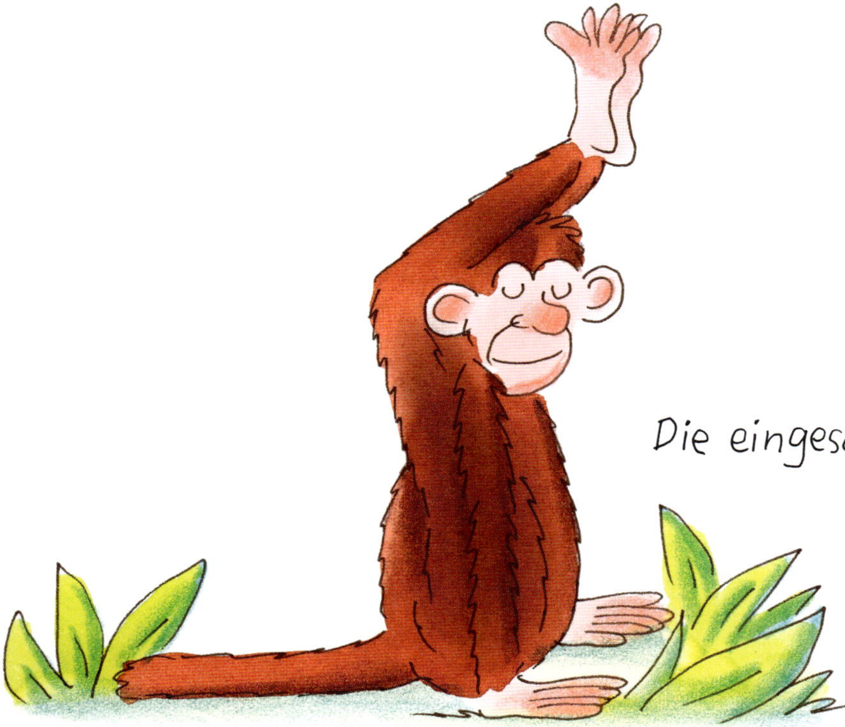

Die eingeschaltete Schreibtischlampe

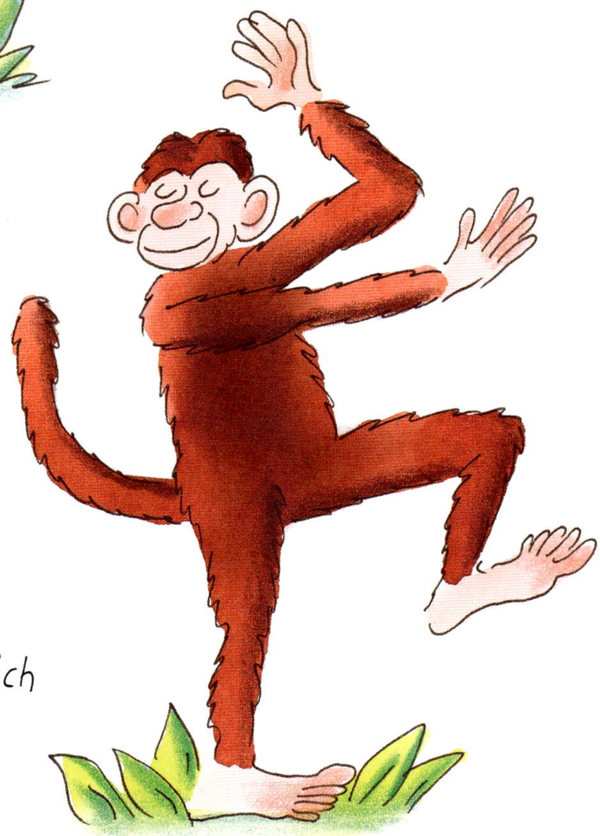

Das Fußballfachgespräch

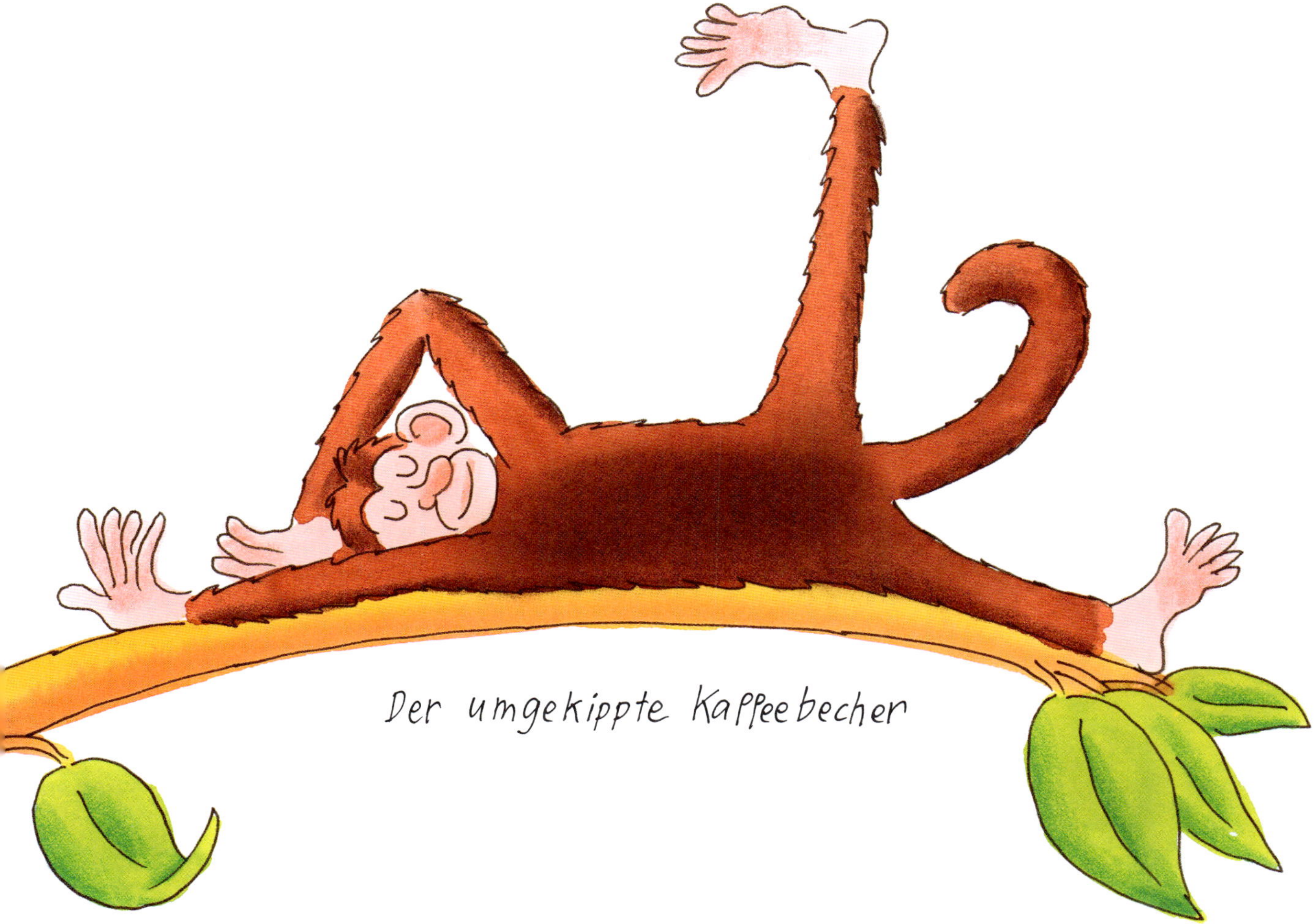

Der umgekippte Kaffeebecher

Die große Büropalme

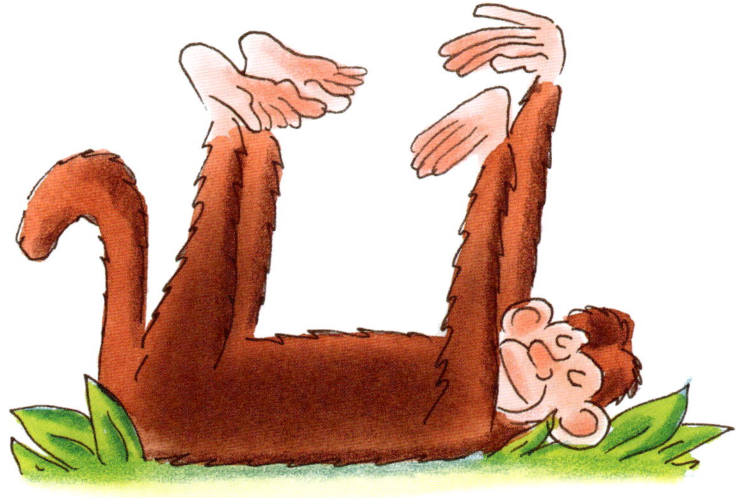

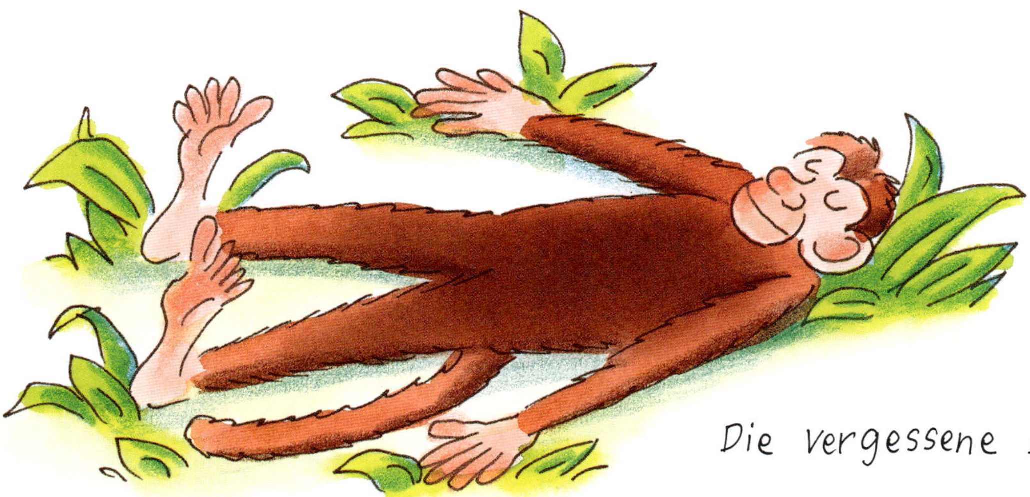

Die vergessene Büropalme

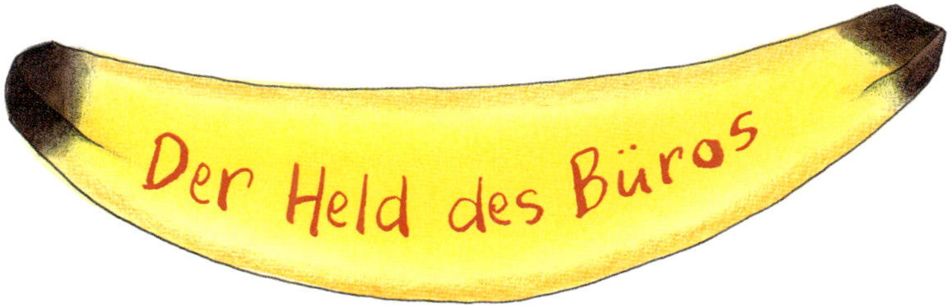

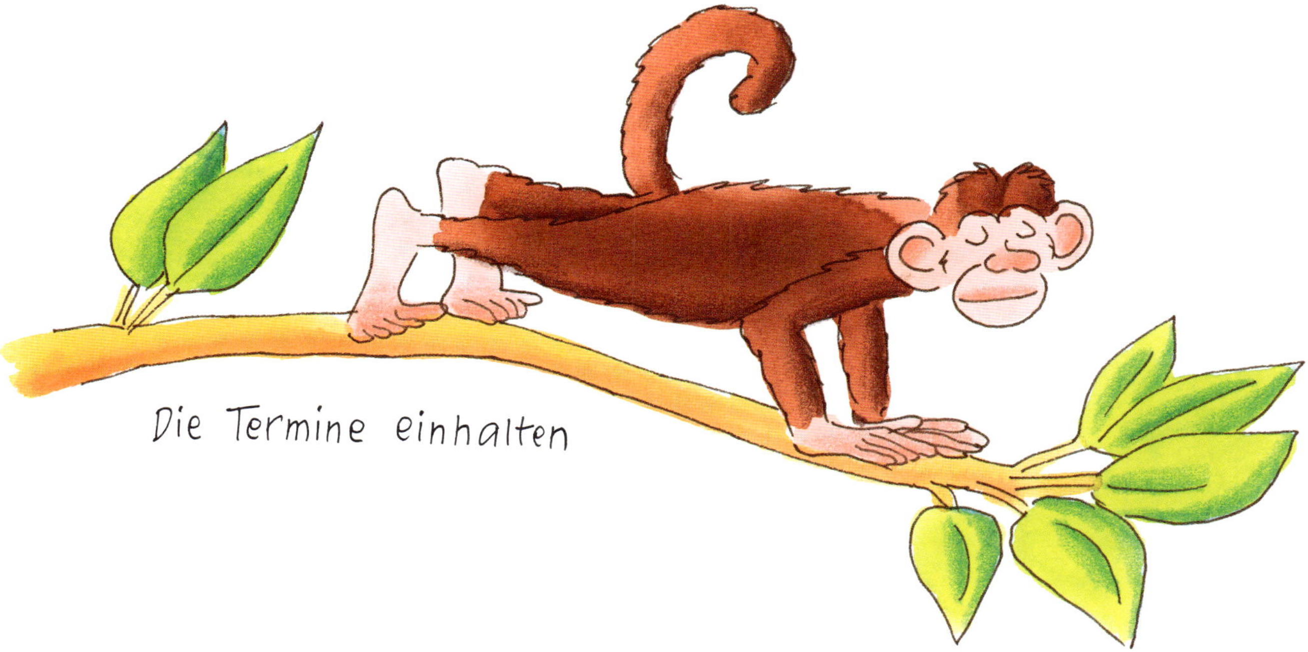

Die Termine einhalten

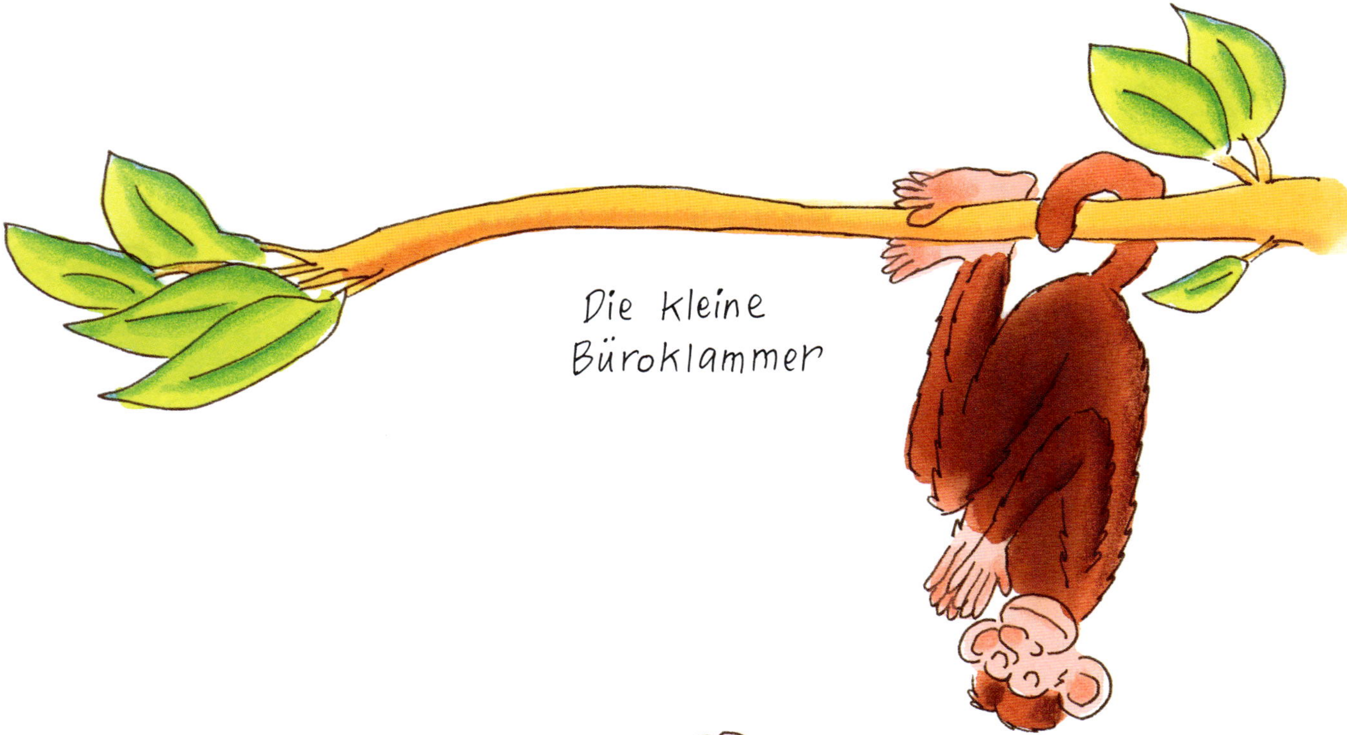

Die kleine Büroklammer

Die Message posten

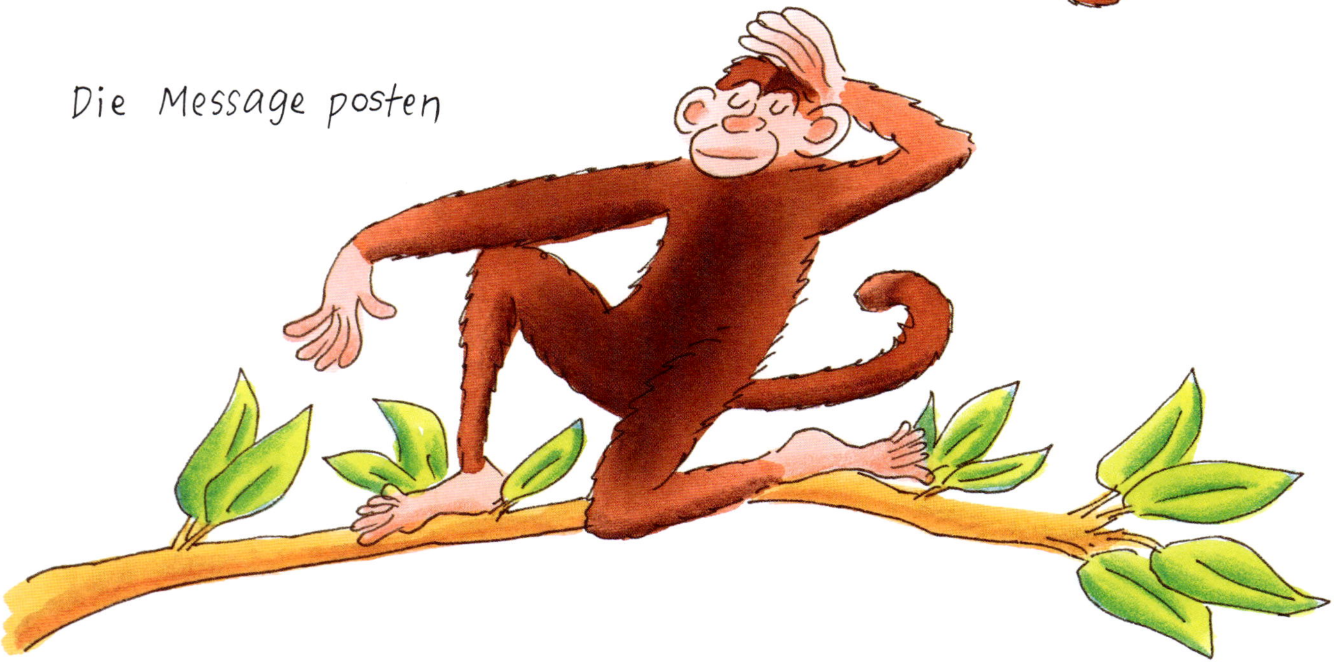

Der zufriedene Abteilungsleiter

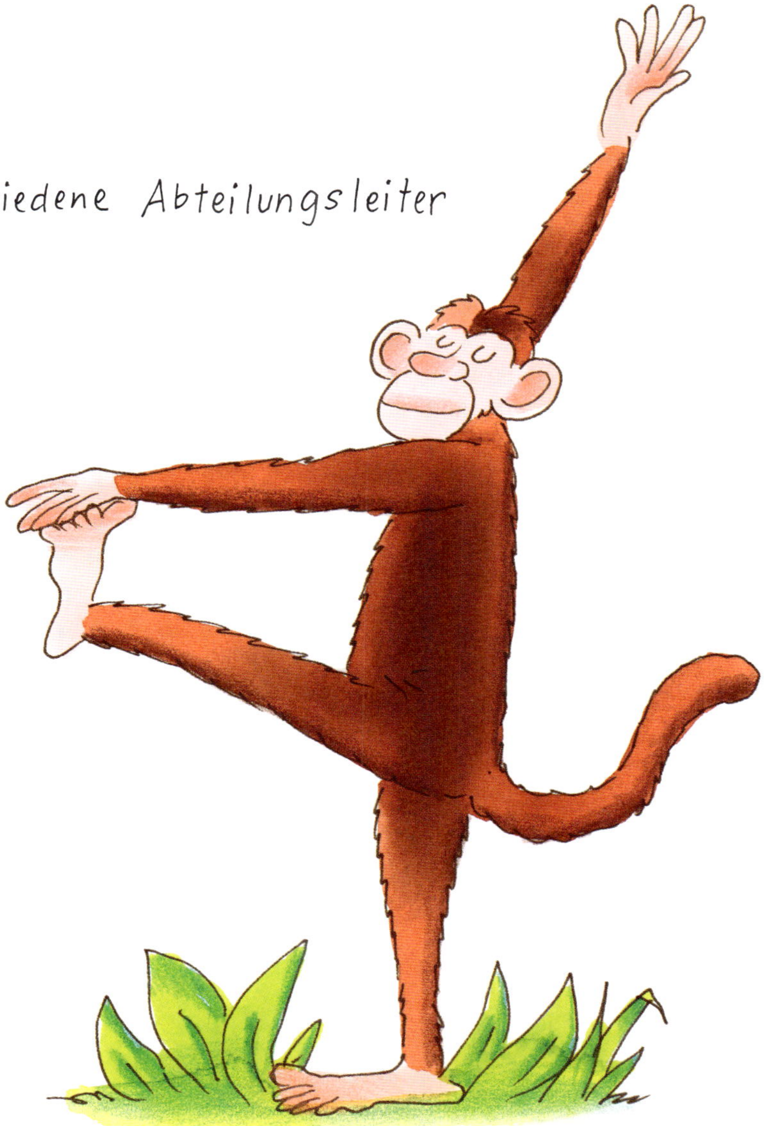

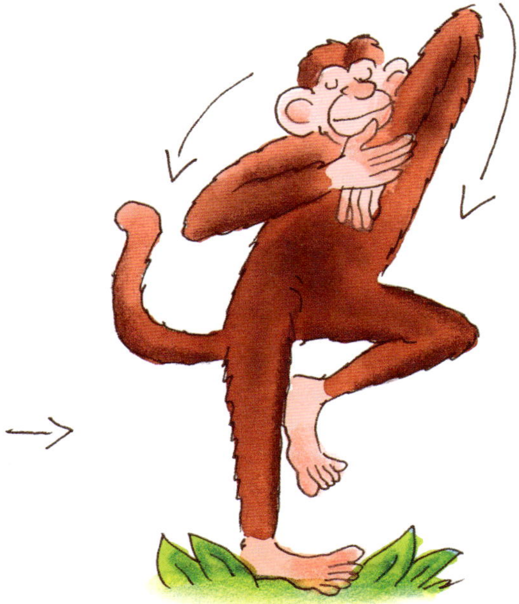

Wir richten die Krawatte …

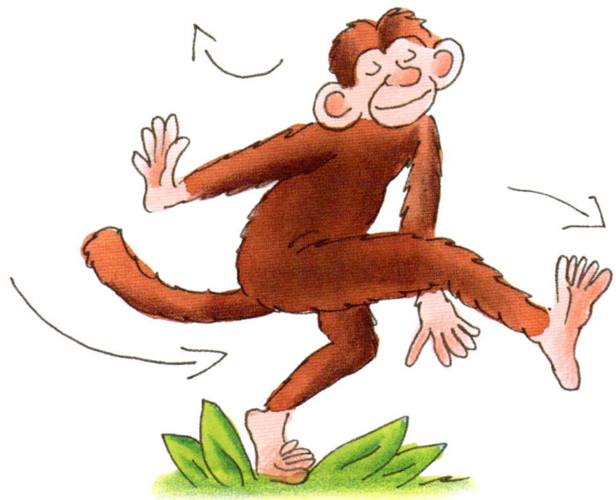

… betreten den Sitzungsraum …

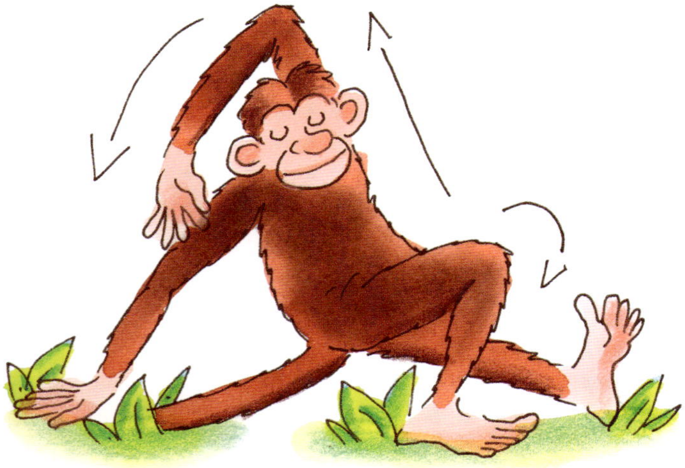

Über die leere Pinnwand …

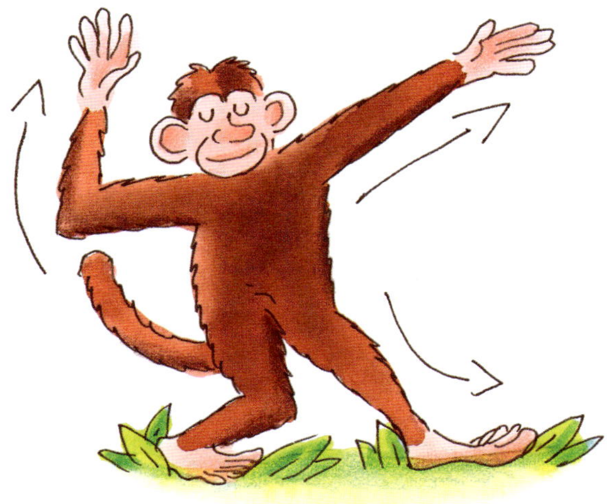

… übernehmen wir die Gesprächsleitung …

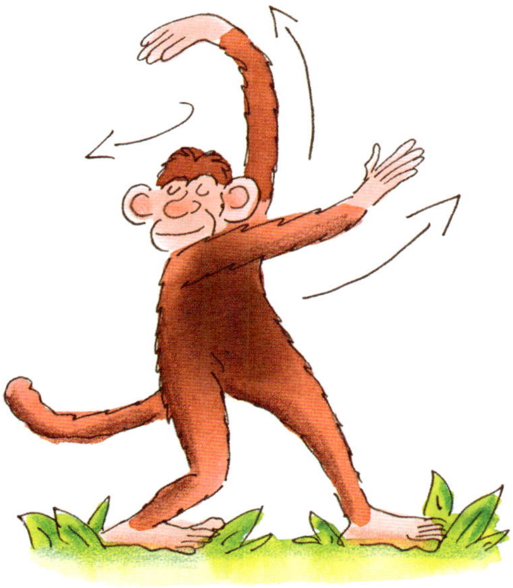

… begrüßen den Verkaufsdirektor …

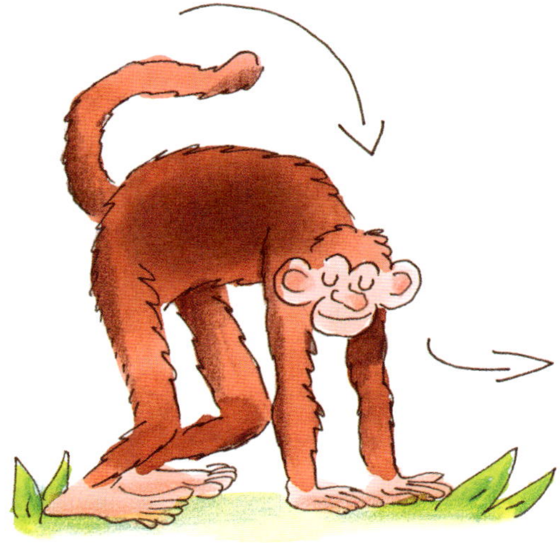

… und öffnen die Laptoptasche.

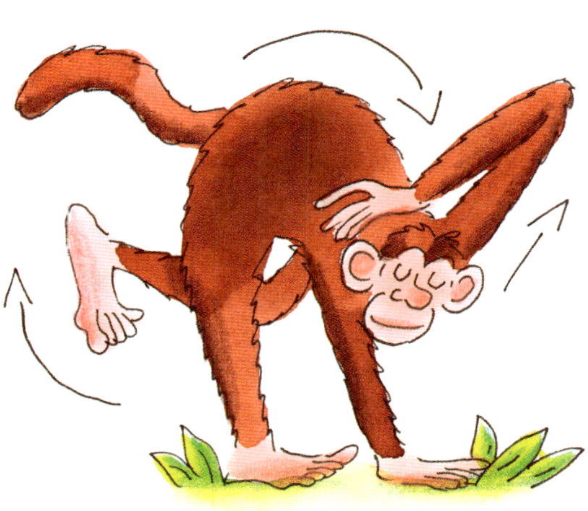

… suchen den roten Faden …

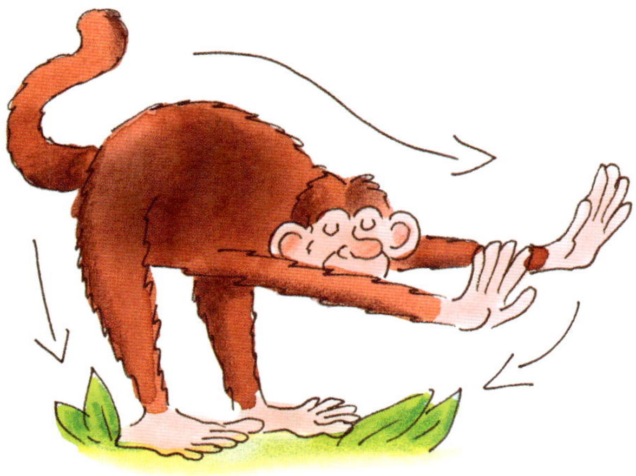

… und verschieben die Entscheidung.

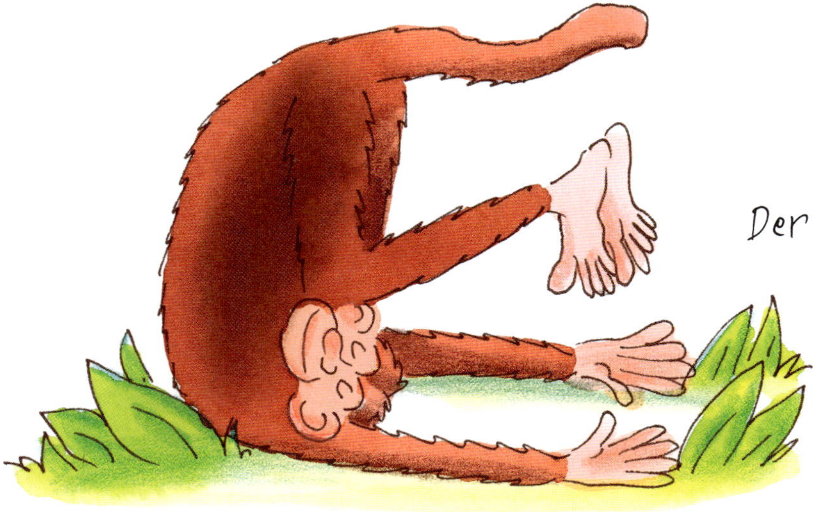

Der kleine Karriereknick

Die abgebrochene Karriereleiter

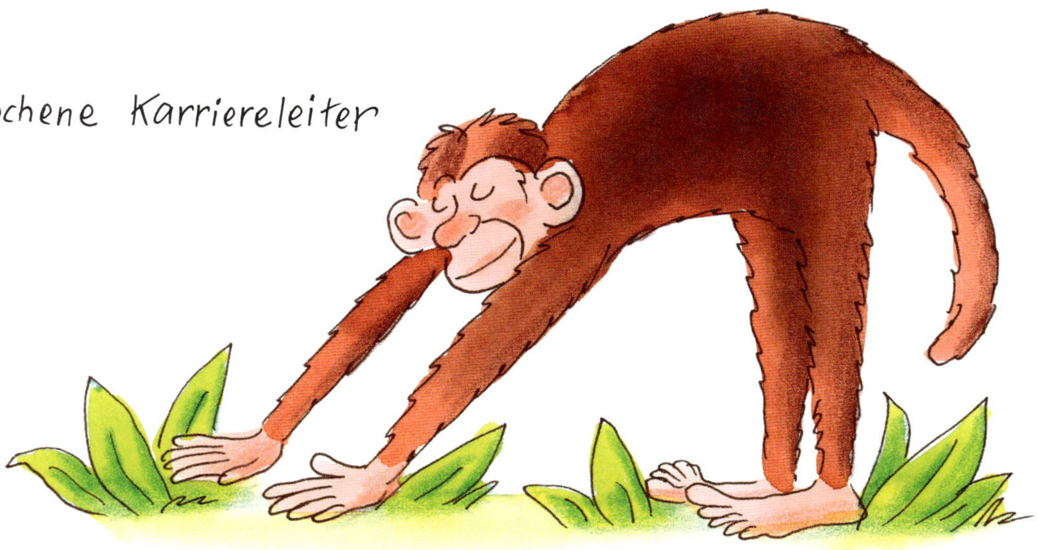

Den Stress vermeiden

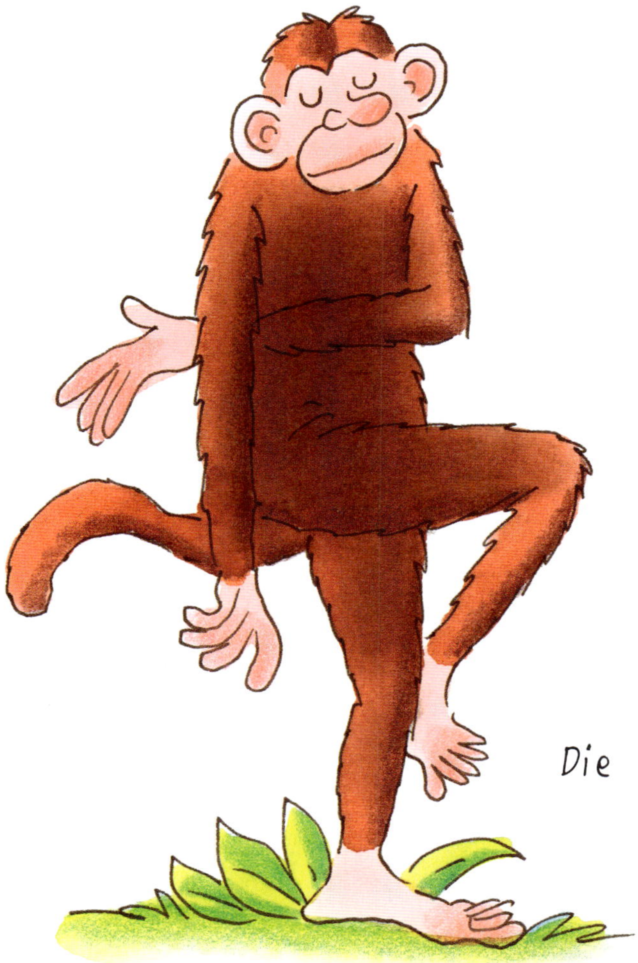

Die kleine Raucherpause

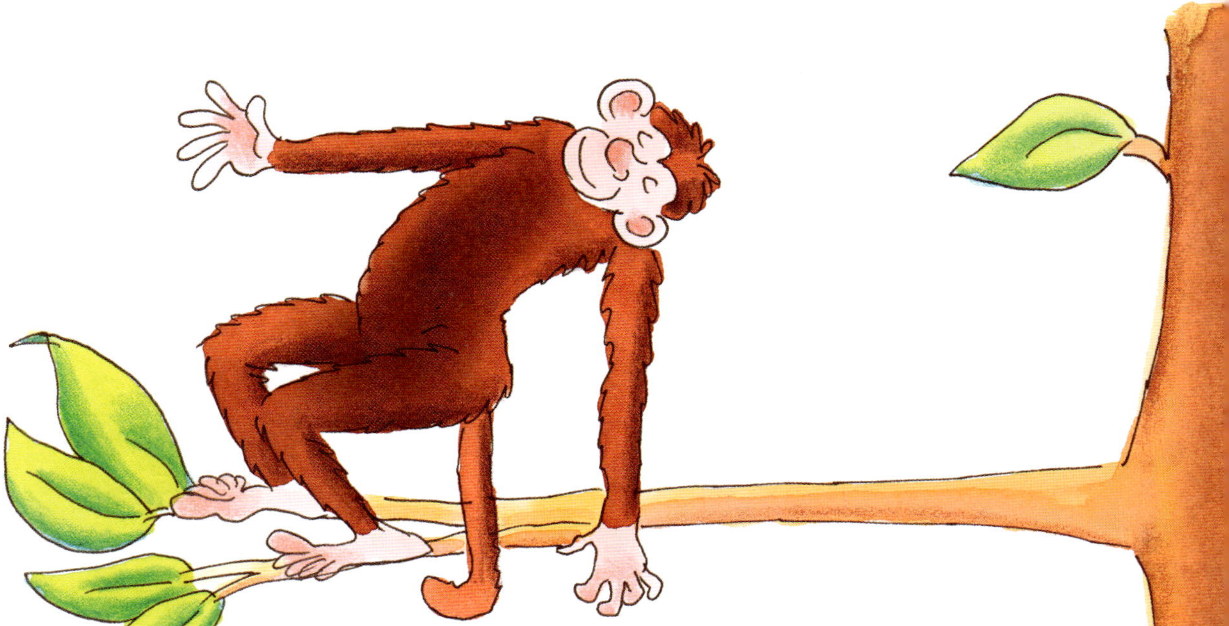

Den Schokoriegel
aus der Schublade nehmen

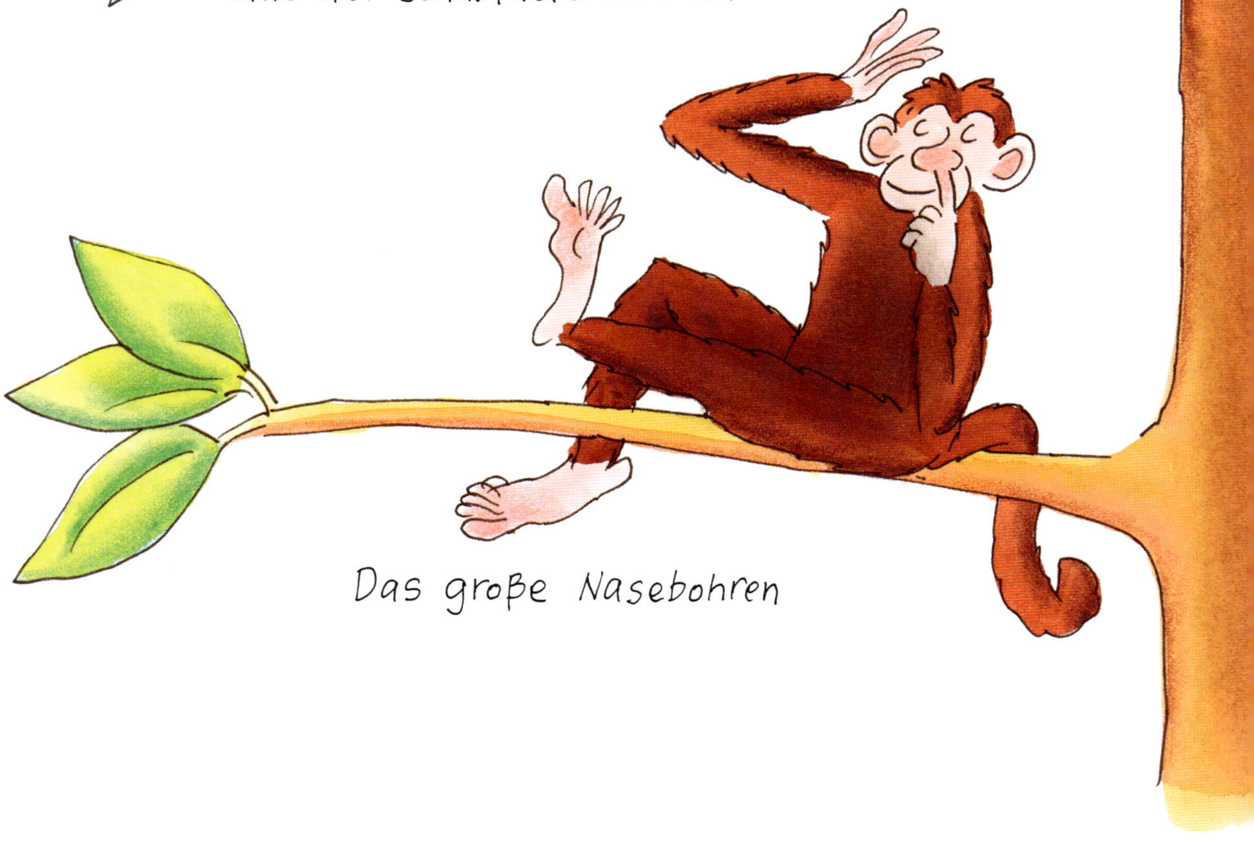

Das große Nasebohren

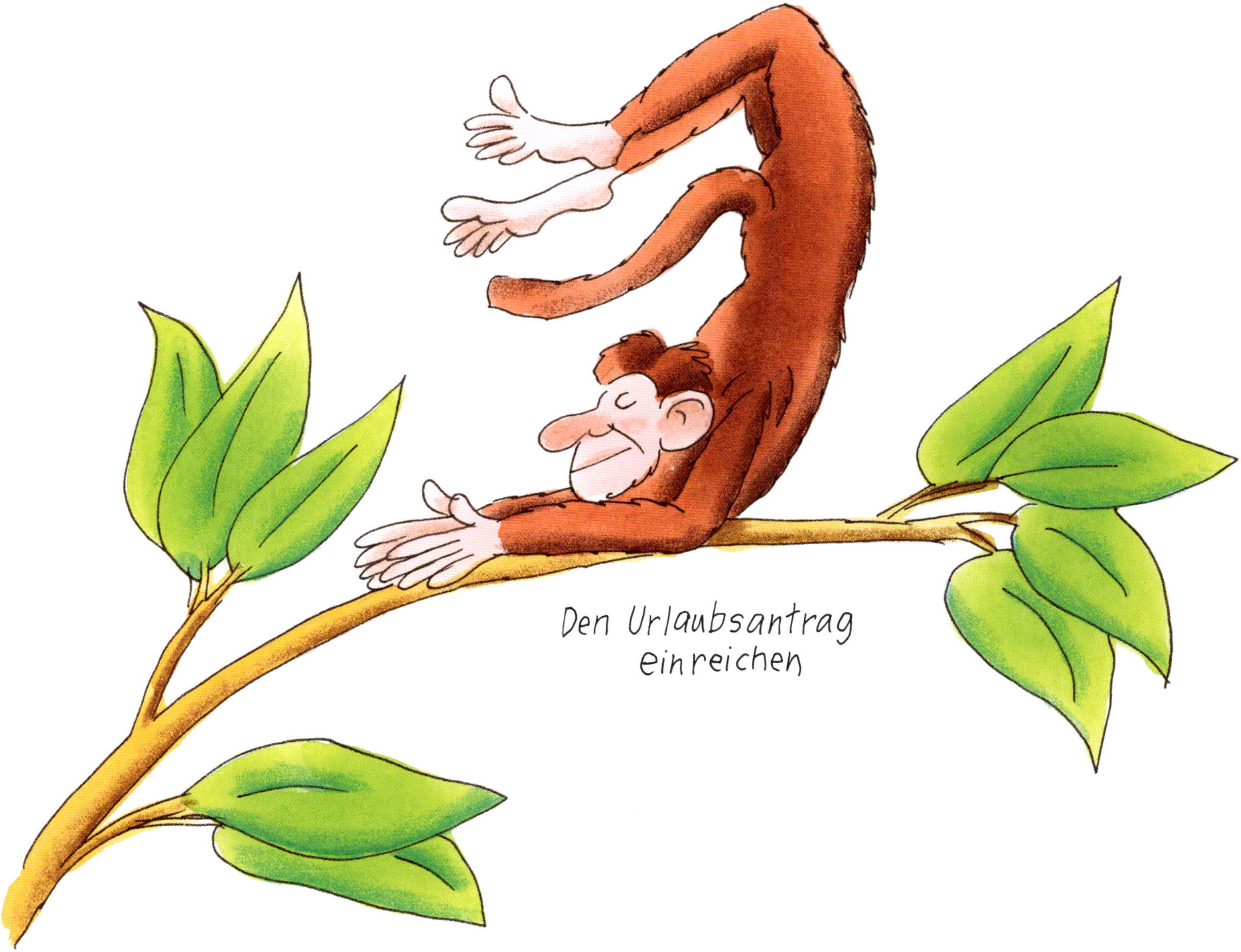

Den Urlaubsantrag
einreichen

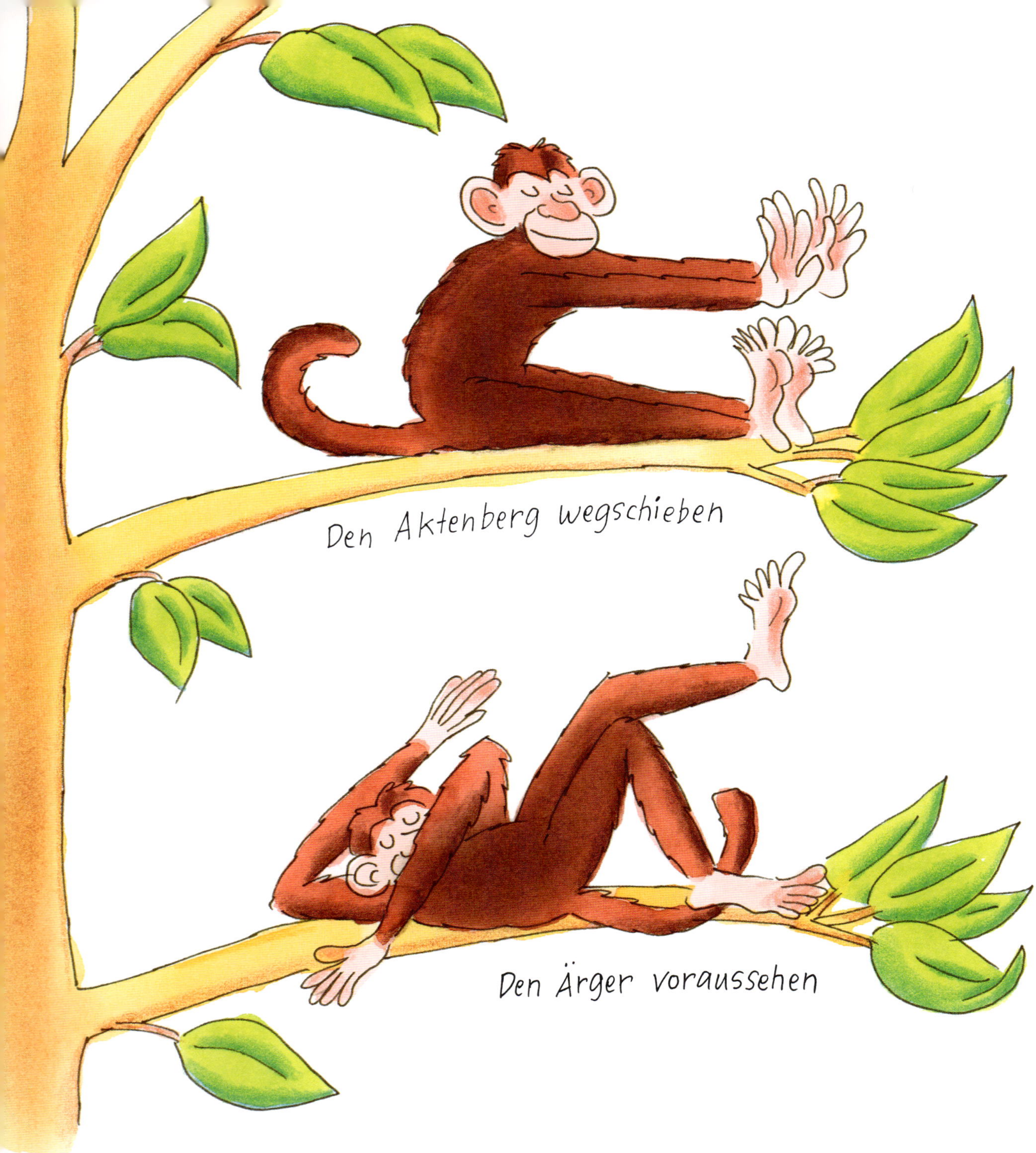

Den Aktenberg wegschieben
Den Ärger voraussehen

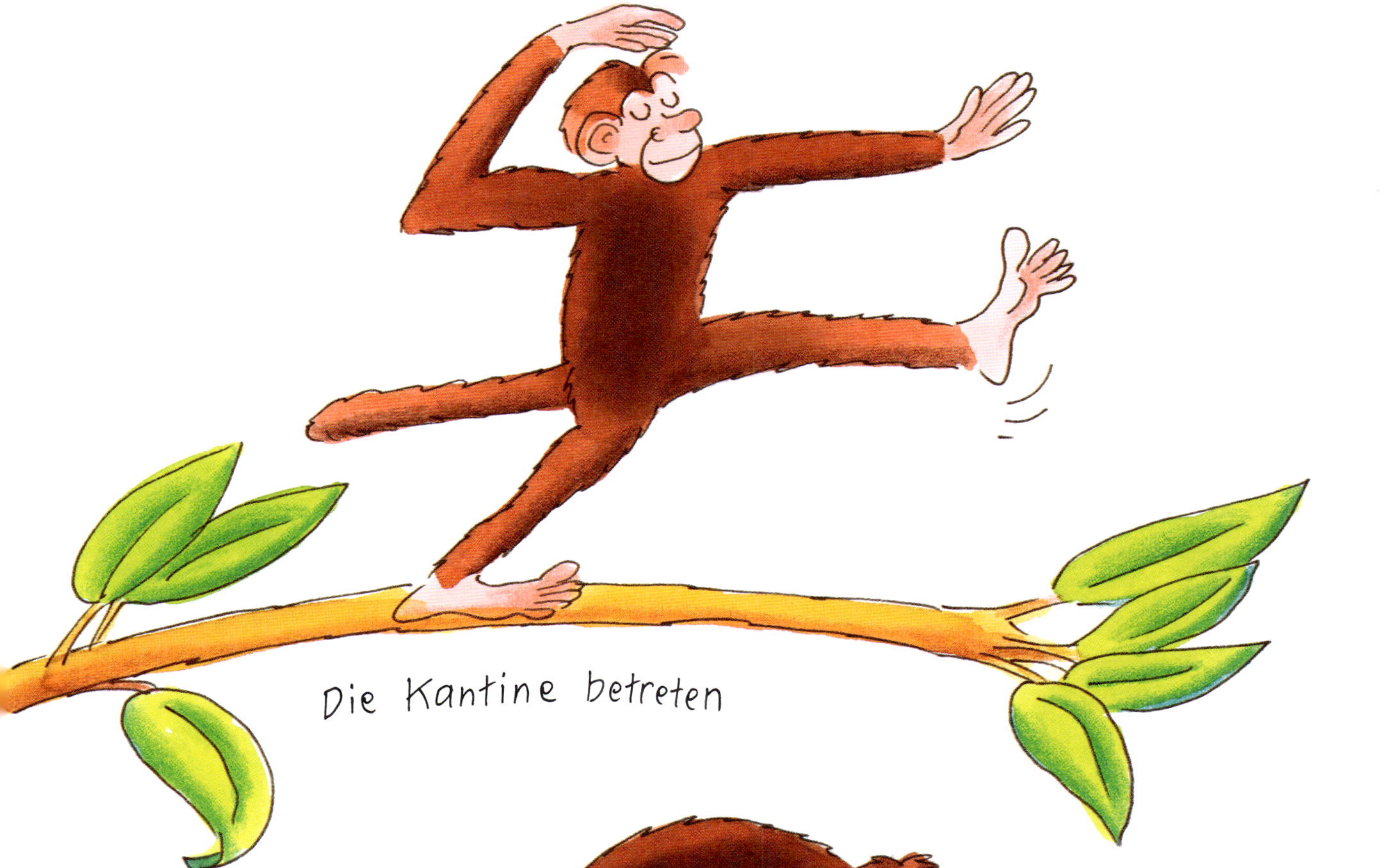

Die Kantine betreten

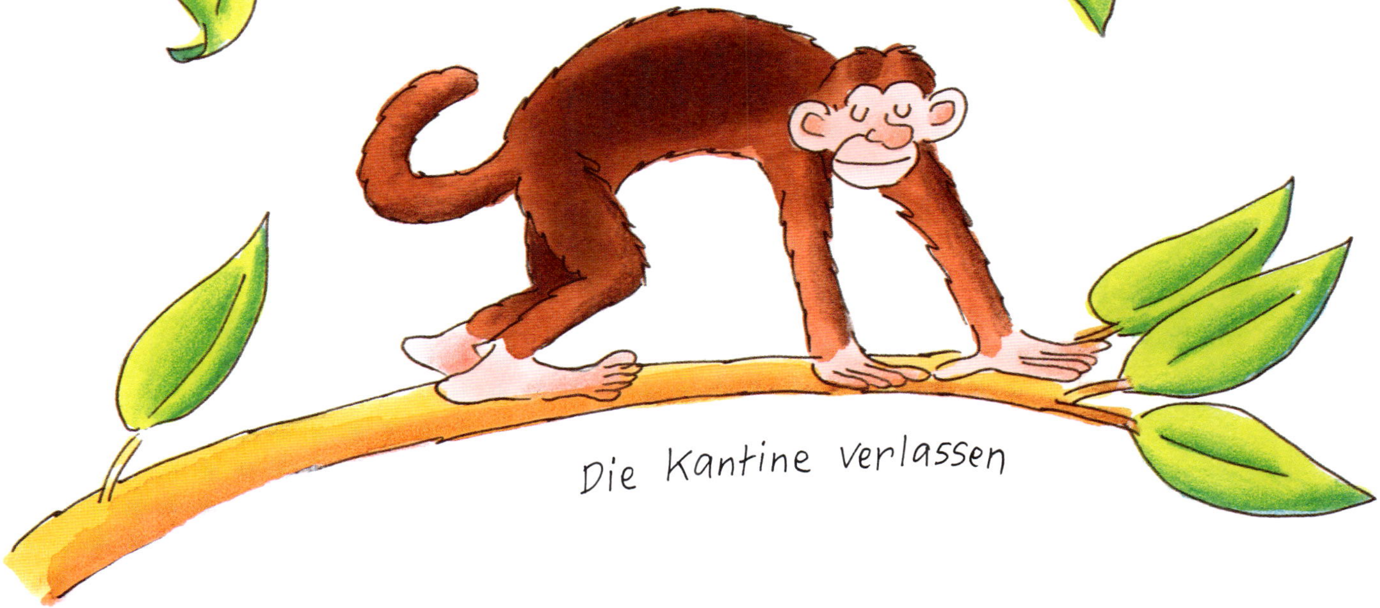

Die Kantine verlassen

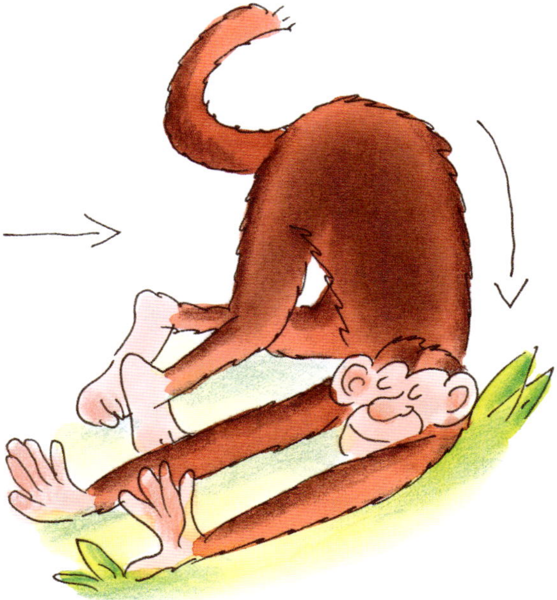

Beginnend mit der ausgefallenen Klimaanlage…

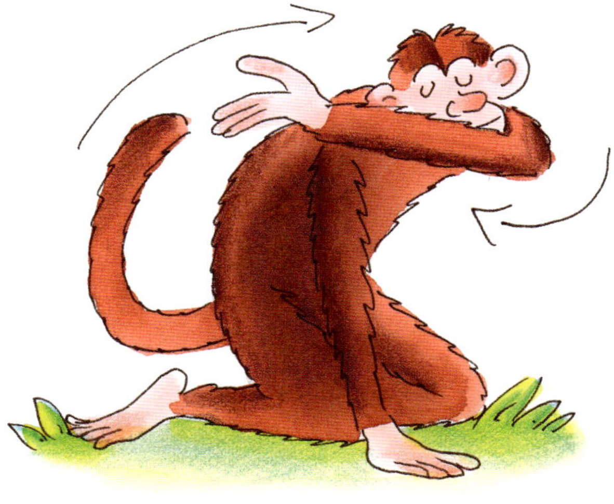

…Kommen wir über den verschnupften Kollegen…

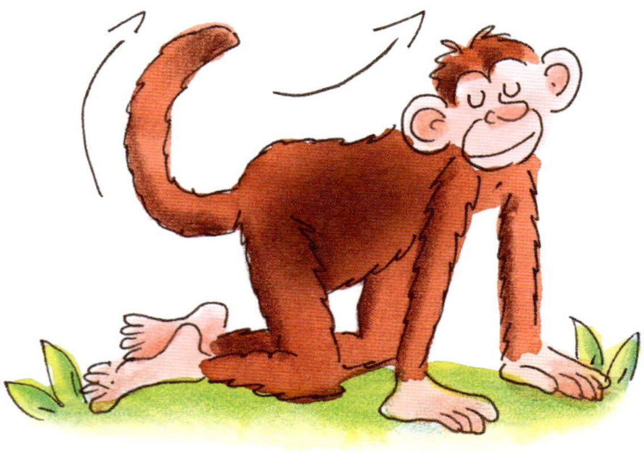

Vom einfachen Simulanten…

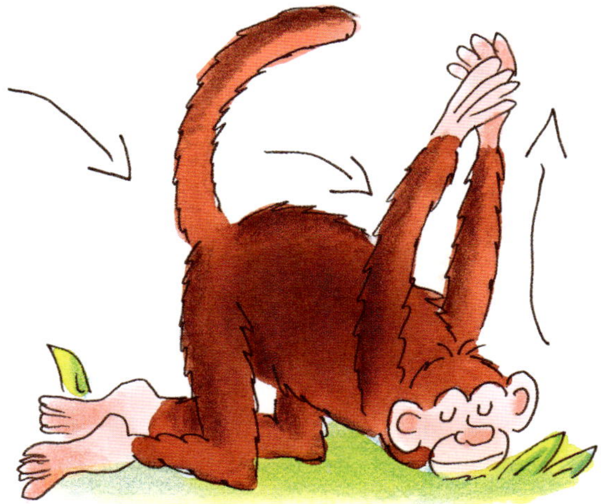

…über den fortgeschrittenen Hypochonder…

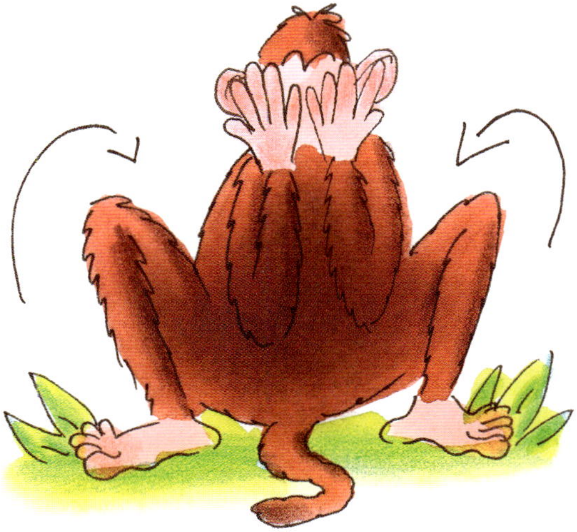

...zur hustenden Sekretärin...

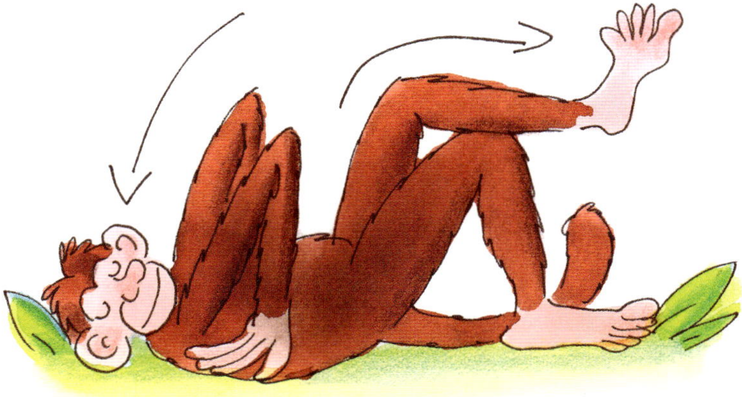

...und suchen die Symptome.

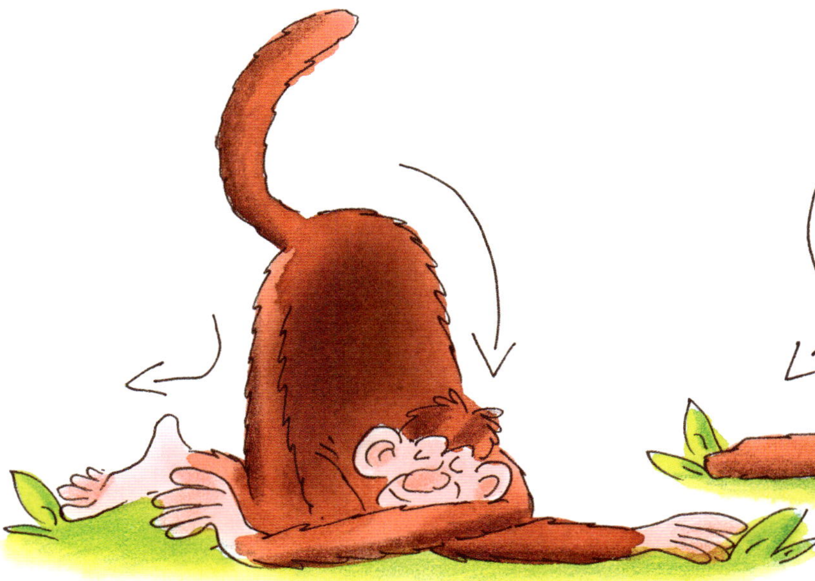

...canceln wir alle Termine...

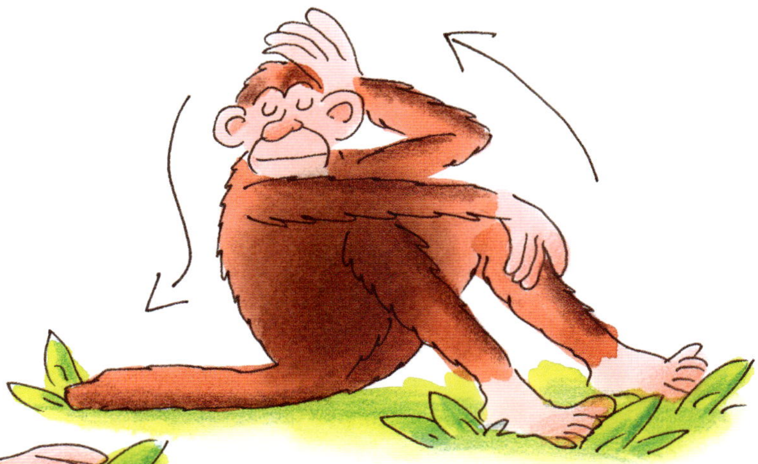

...und reichen die Krankmeldung ein.

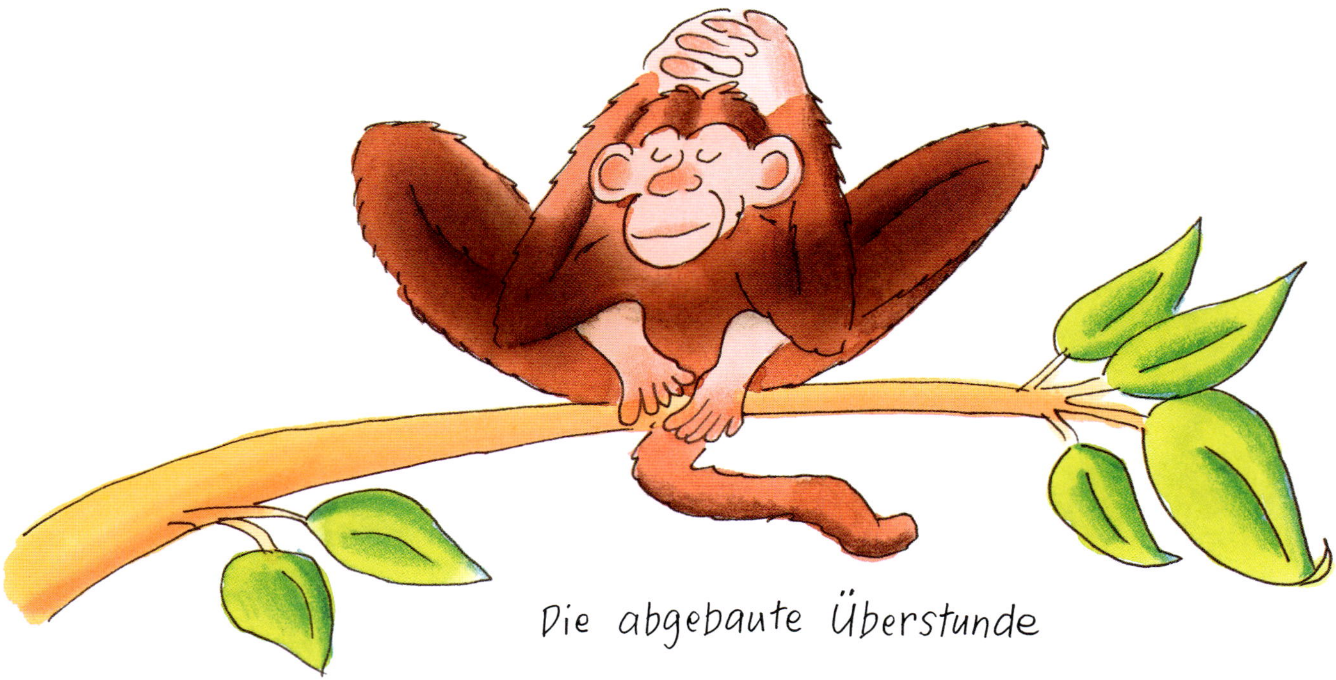

Die abgebaute Überstunde

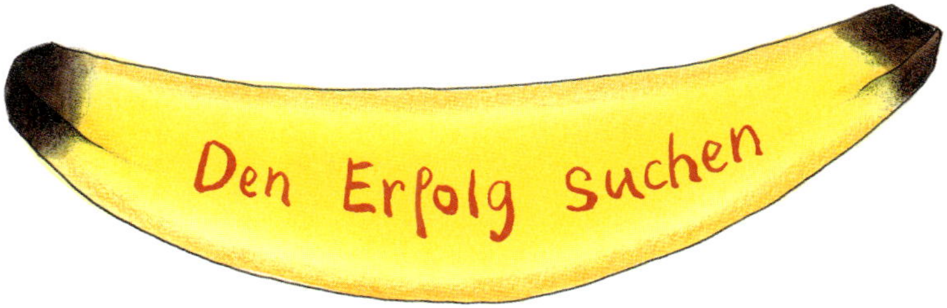
Den Erfolg suchen

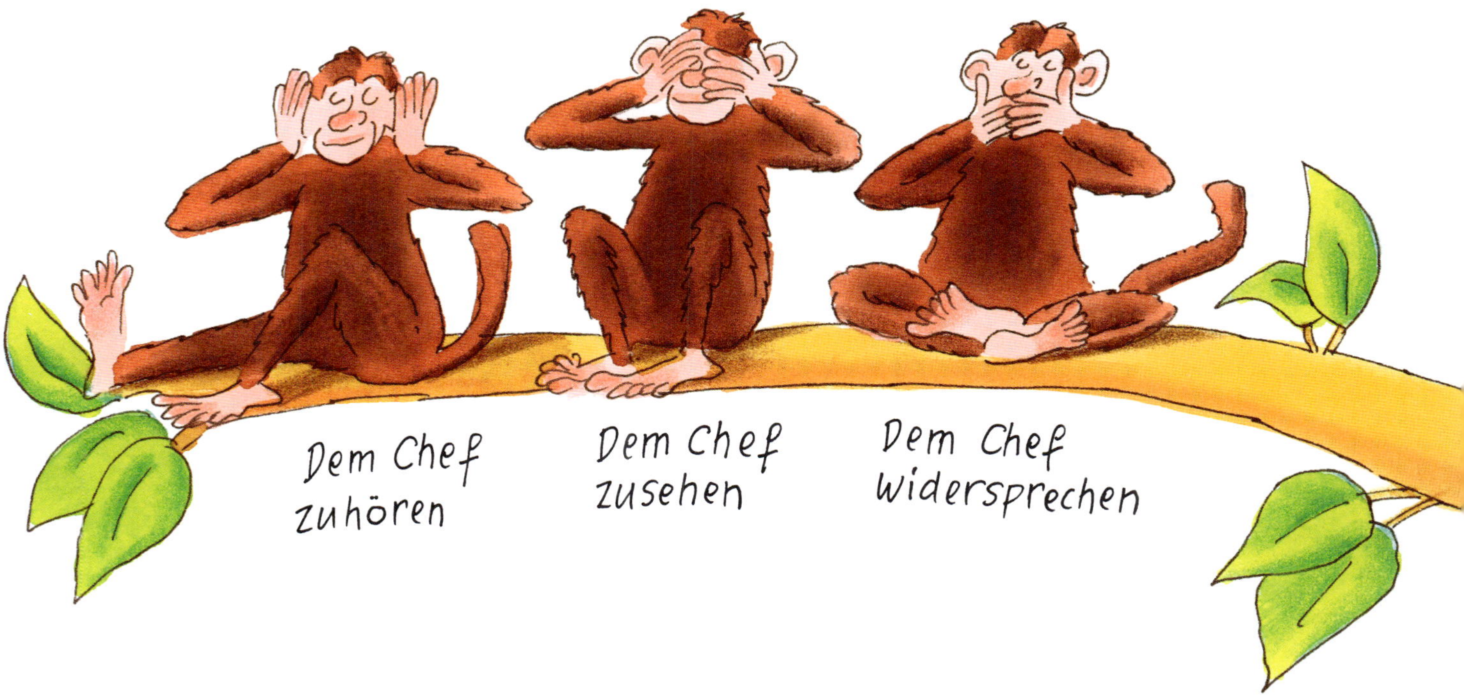
Dem Chef zuhören
Dem Chef zusehen
Dem Chef widersprechen

Der dynamische Seniorchef

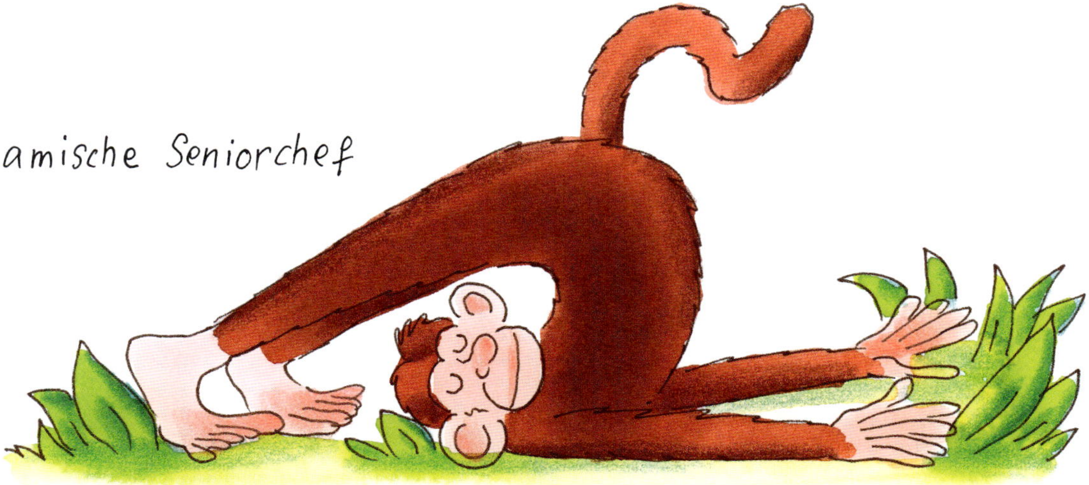

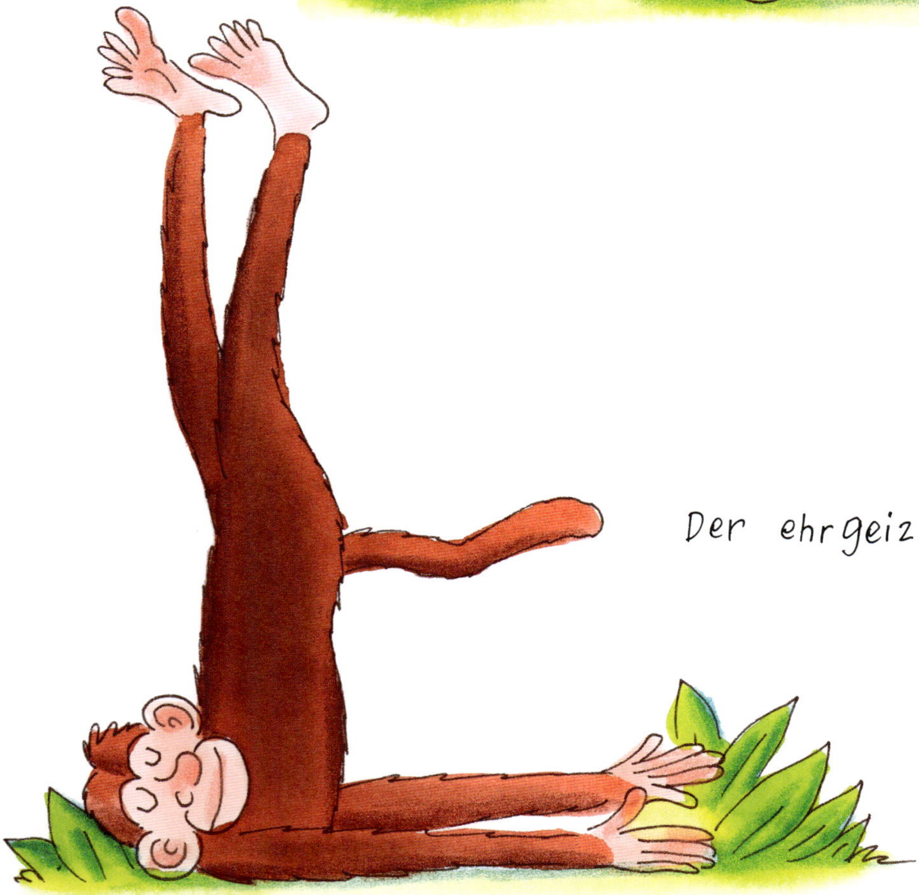

Der ehrgeizige Juniorchef

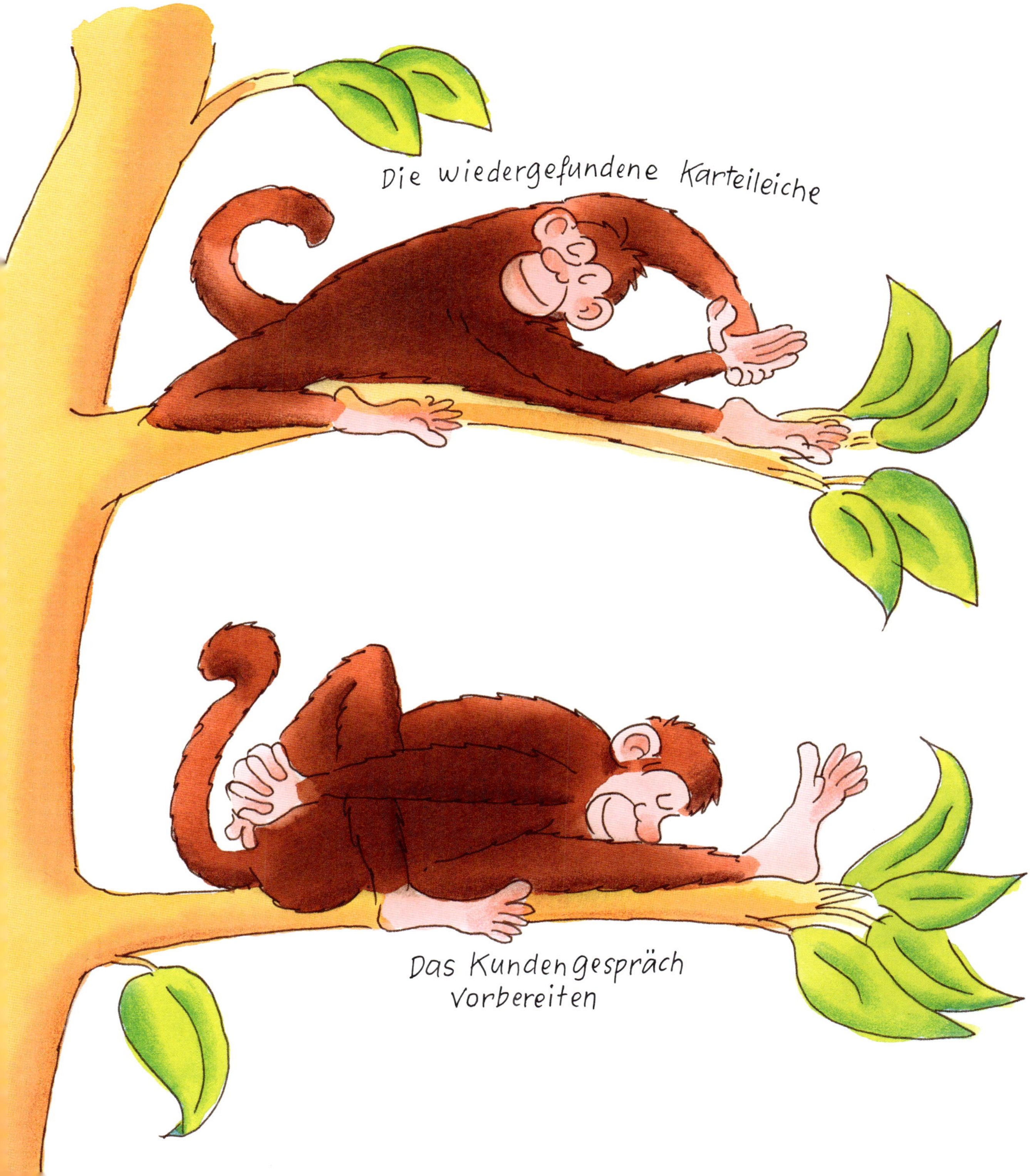
Die wiedergefundene Karteileiche
Das Kundengespräch vorbereiten

Der chronische Workaholic

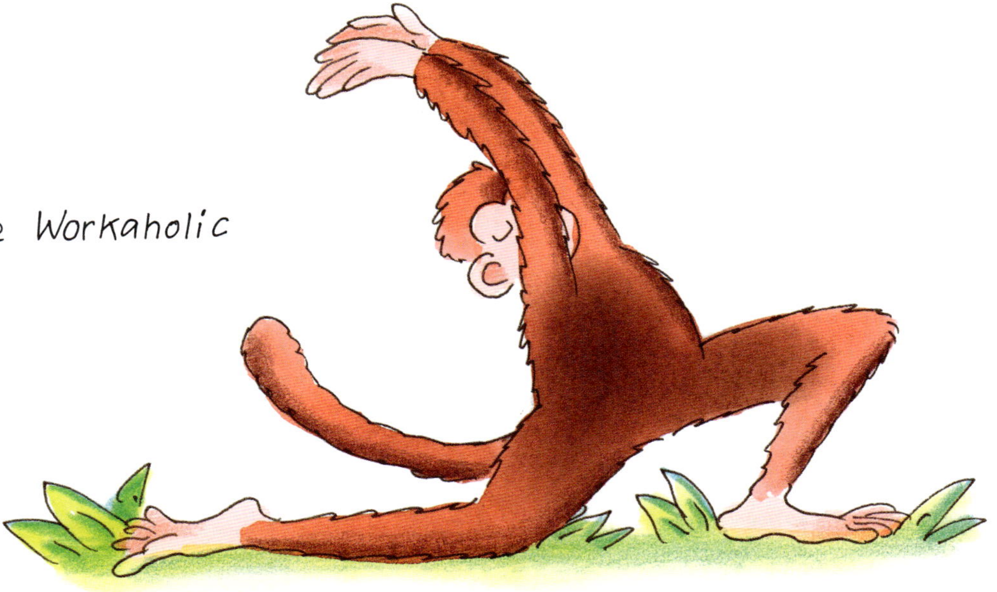

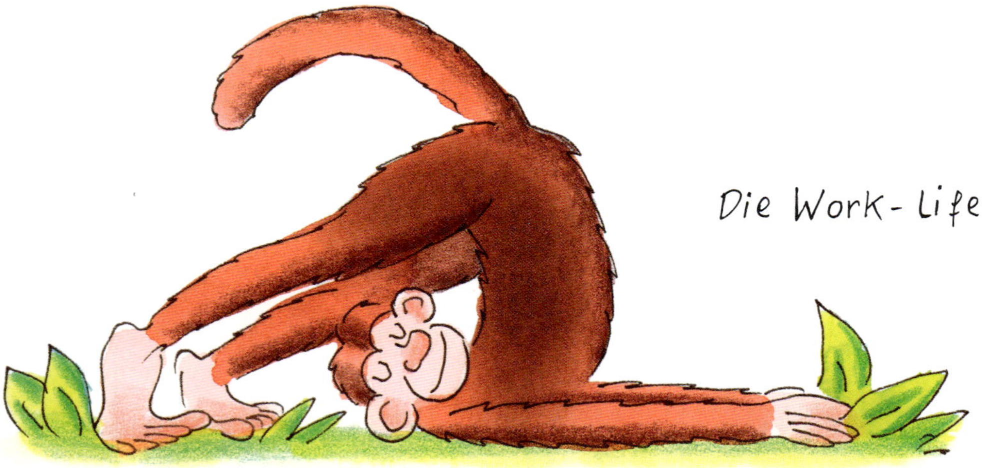

Die Work-Life-Balance

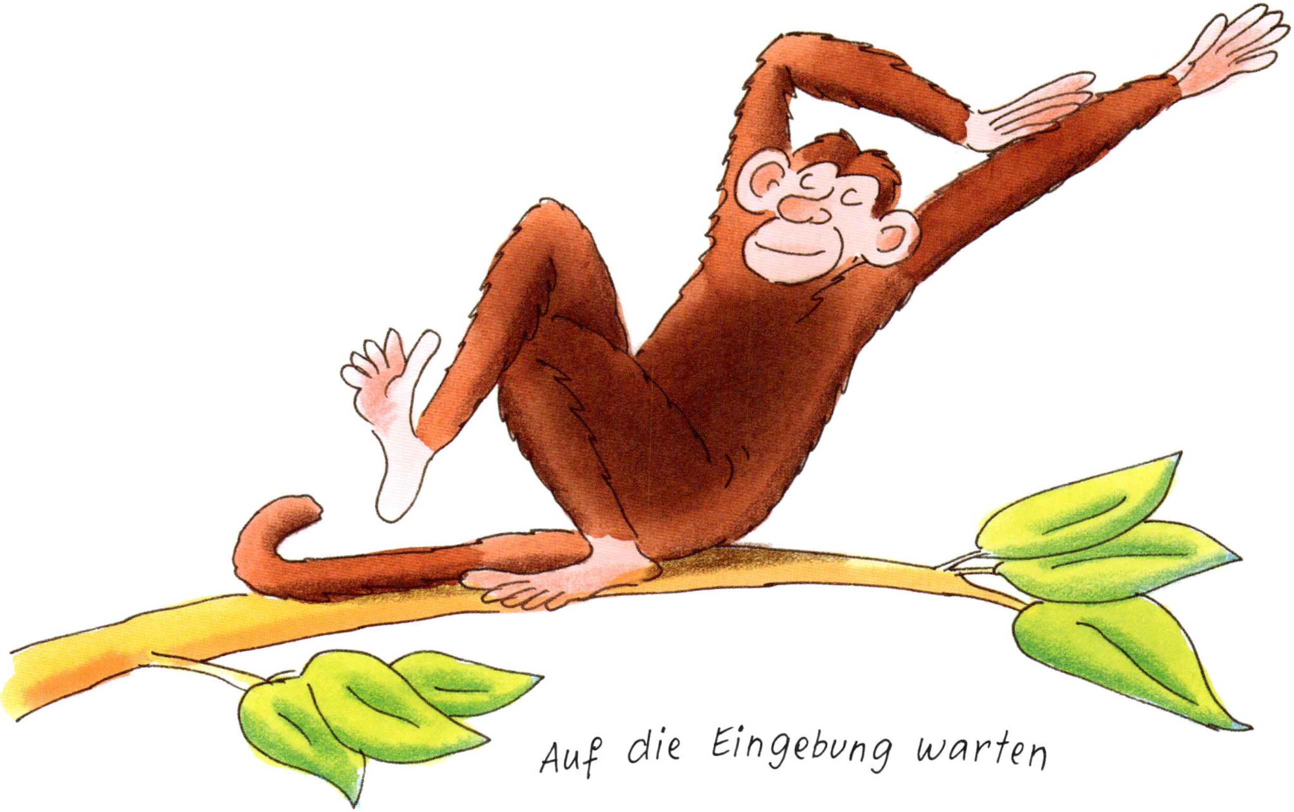

Auf die Eingebung warten

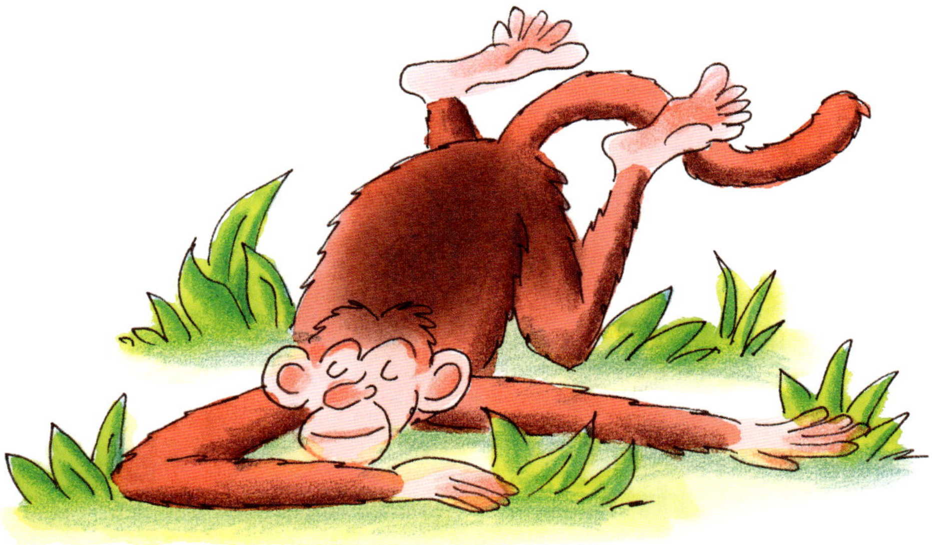

Der ausgebremste Ehrgeiz

Das Wochenende erwarten

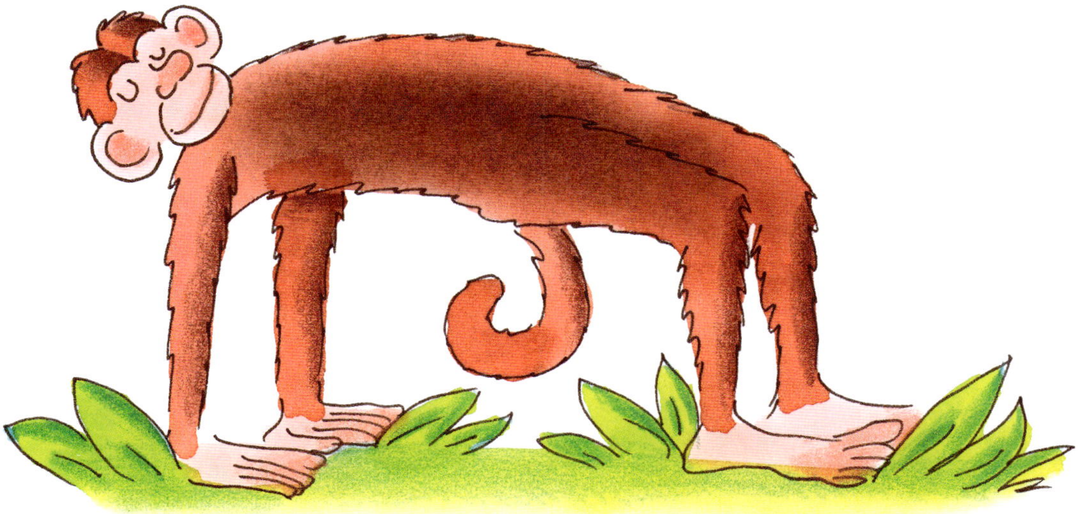

Der aufgeräumte Schreibtisch

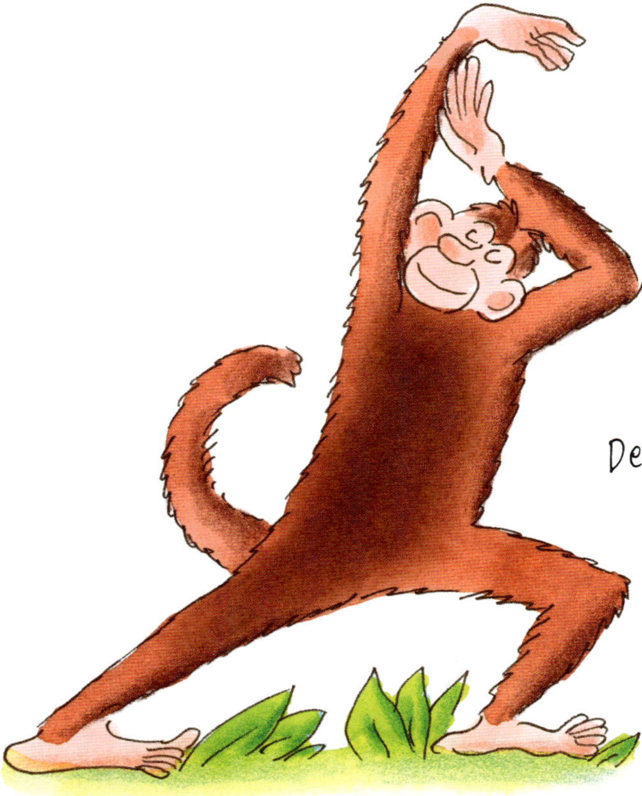

Den Freitag begrüßen

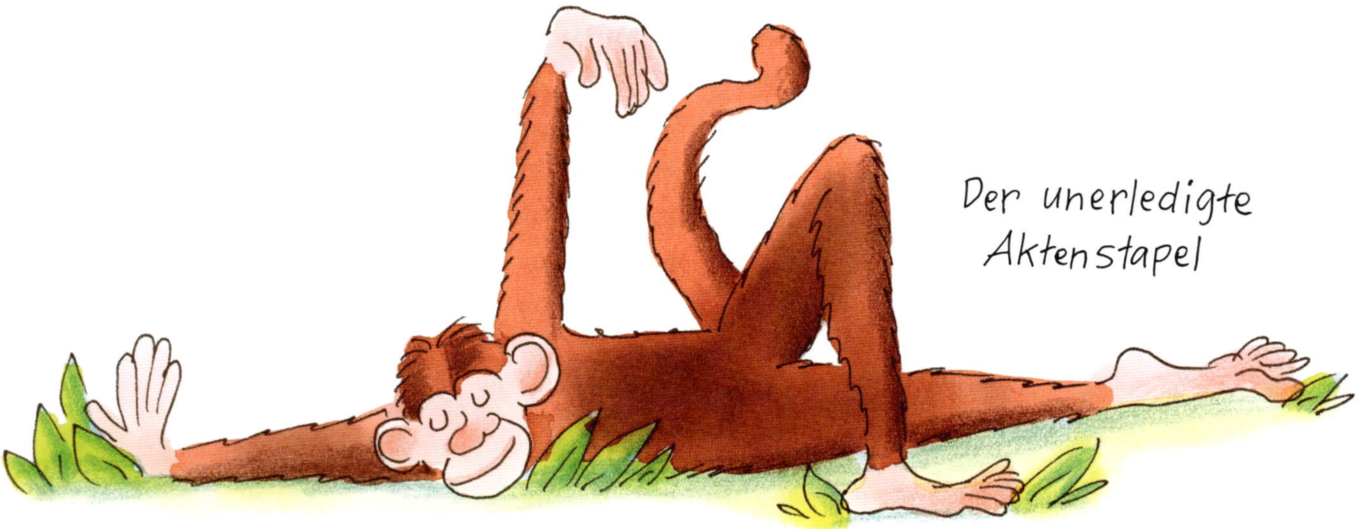

Der unerledigte Aktenstapel

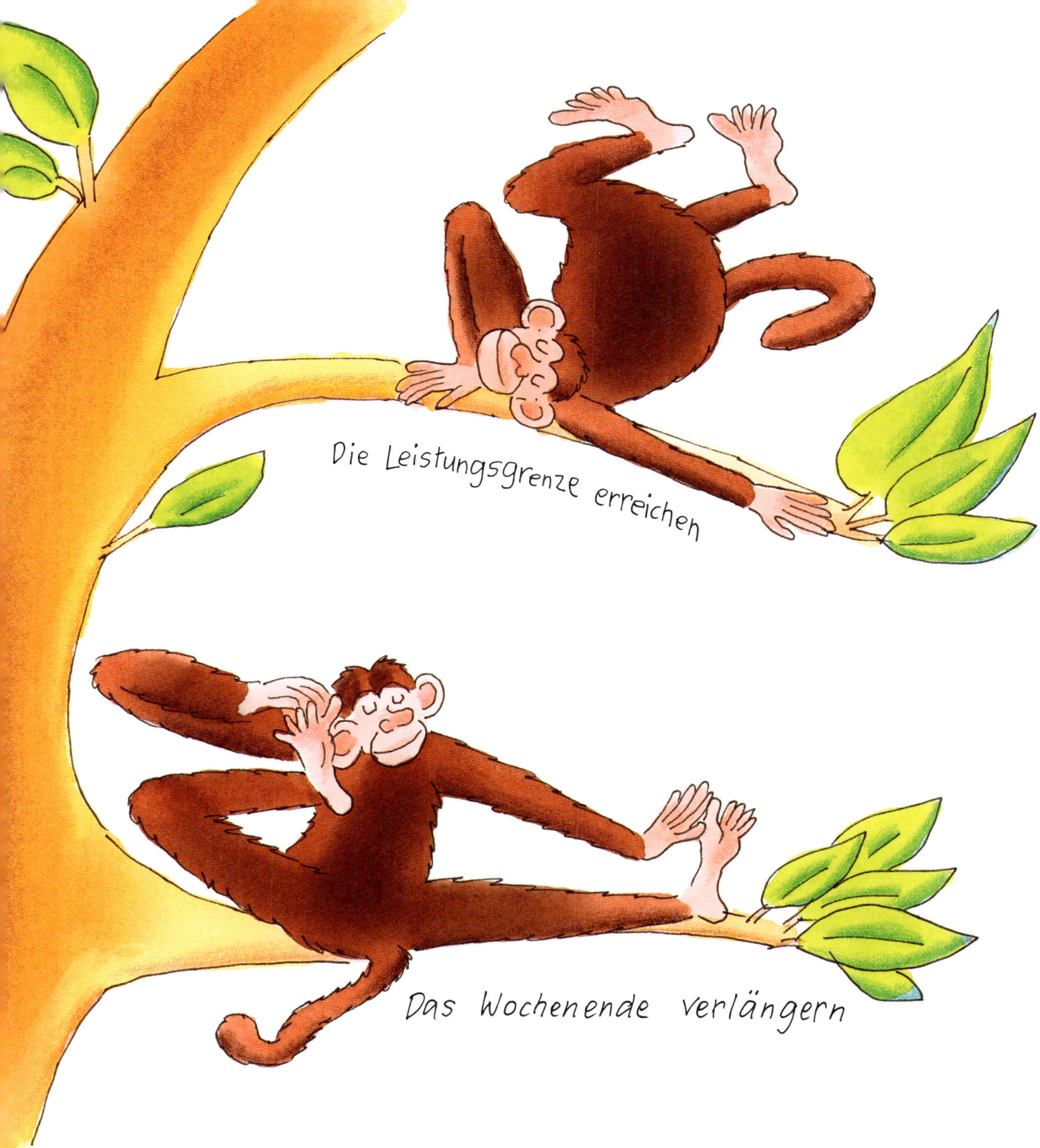
Die Leistungsgrenze erreichen
Das Wochenende verlängern

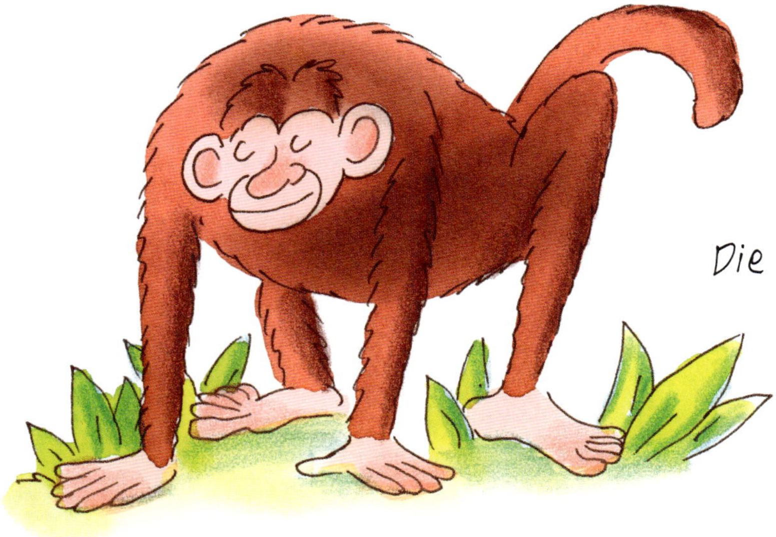

Die leere Tonerpatrone

Den Rechner herunterfahren

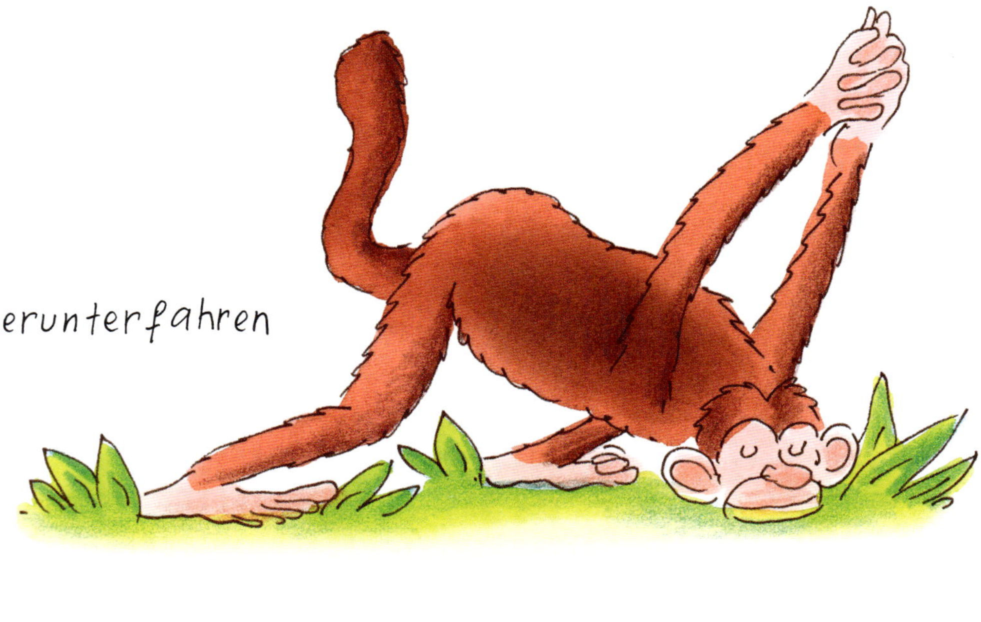

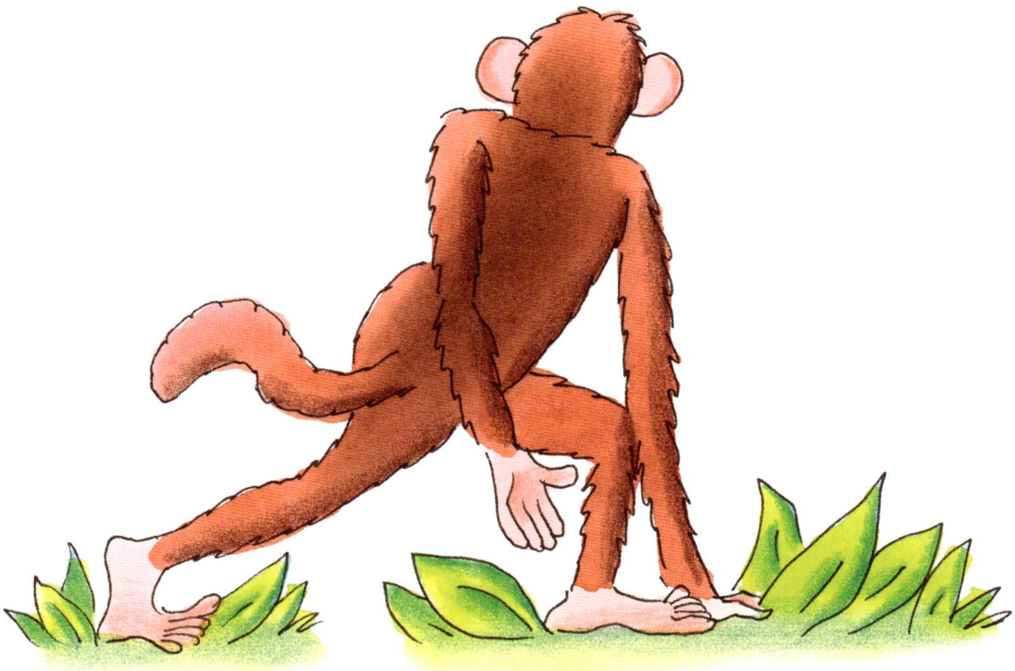

Dem Chef Tschüss sagen

1 2 3 4   15 14 13

Originalausgabe

Umschlag: Christina Hucke
unter Verwendung von Illustrationen von Klaus Puth
Layout: Christina Hucke
Redaktion: Oliver Th. Domzalski, Antje Haubner
Herstellung: Wiebke Düsedau
ISBN 978-3-551-68423-3
Printed in Latvia

www.carlsenhumor.de
www.carlsen.de

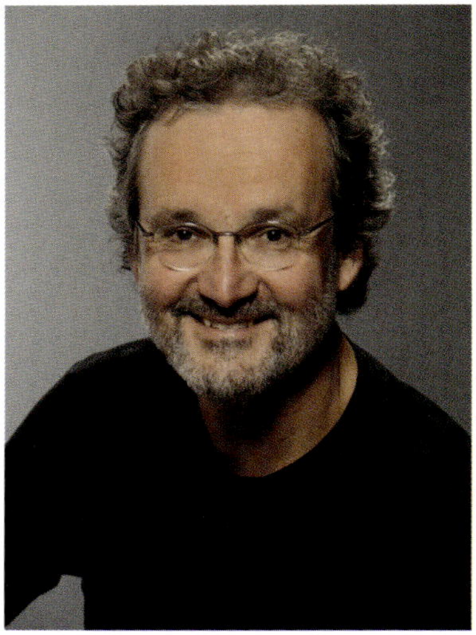

CARL © Fotowerkstatt Schander

Klaus Puth ist 1952 in Frankfurt geboren und arbeitet seit Jahren erfolgreich als Illustrator für Geschenkbücher, Kinderbücher, Kalender und Karten. Er lebt nahe Frankfurt in Mühlheim am Main.

www.carlsen.de/yoga

Holen Sie sich jetzt die kostenlose App zum Buch „Yoga für Männer“.

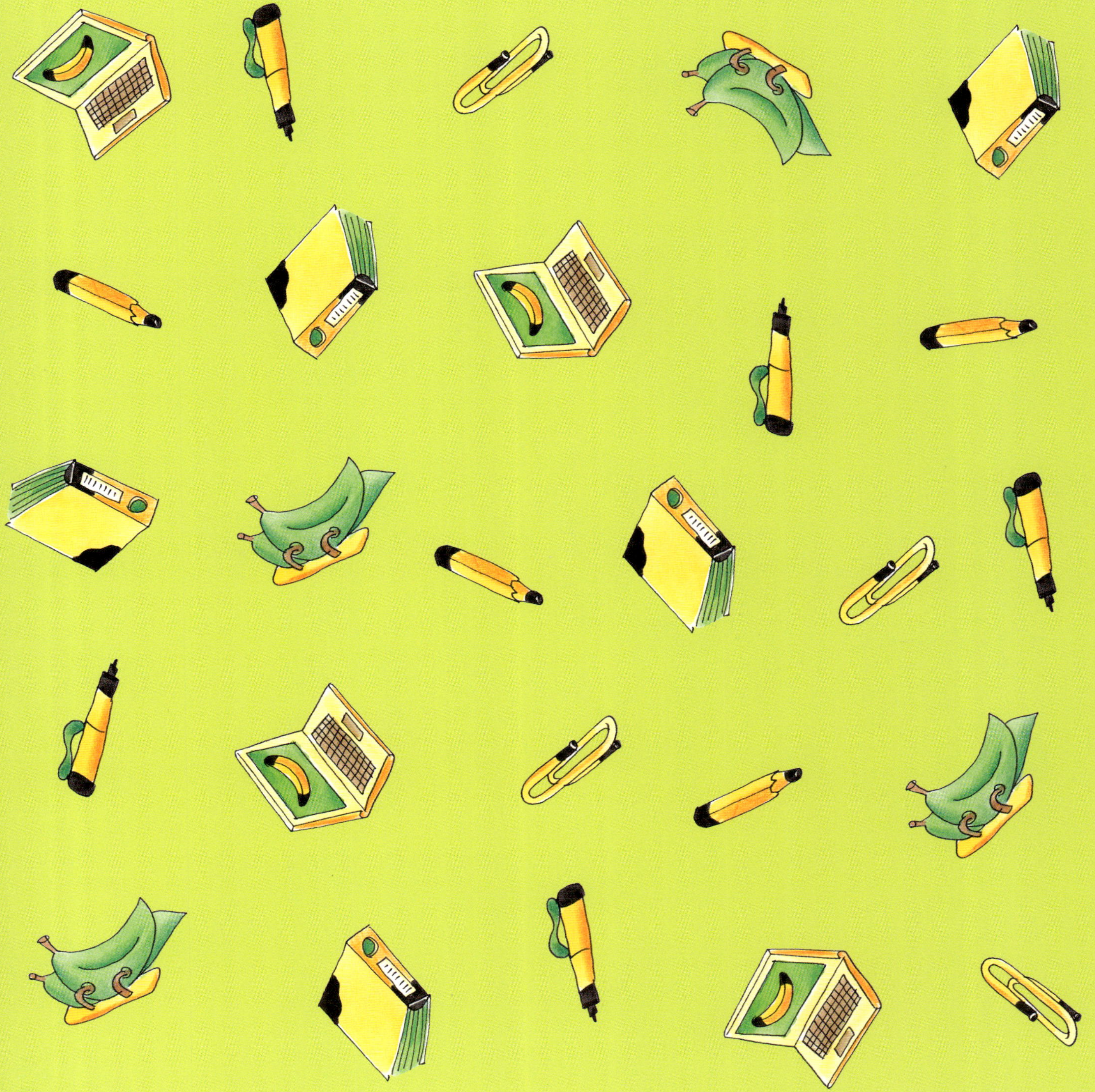